Gesund und fit mit Holunder

Sabine Geier-Leisch

Gesund und fit mit
Holunder

Natürliche Heilkraft
und kulinarischer Genuß

Mit ausführlichem
Rezeptteil

Seehamer Verlag

© 1999 Seehamer Verlag GmbH, Weyarn
und Medienagentur Gerald Drews, Augsburg
Alle Rechte vorbehalten
Gestaltungskonzeption: Bine Cordes, Weyarn
DTP: Impressum GmbH, Dachau
Zeichnungen: Sabine Geier-Leisch, Nersingen
Umschlaggestaltung: Bine Cordes, Weyarn
Umschlagfotos: Hans Reinhard, Heiligkreuzsteinach/Eiterbach
Printed in Austria
ISBN- 3-932131-94-0

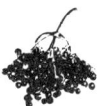

Inhalt

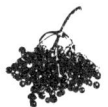

Vorwort

Denkt man an Holunder, dann kommt einem dabei oft ein altes deutsches Kinderspiel und Kinderlied in den Sinn:

Ringe, Ringe, Reihe,
Sind wir unser Dreie,
Sitzen auf dem Hollerbusch
Schreien Alle:
Husch! Husch! Husch!

Auch heute noch klingt immer wieder dieser Reim aus Kindermund, beim Versteckspiel im Gebüsch. Ihre Eltern und Großeltern mögen Ihnen dieses Lied aus Kindertagen vorgesungen und vielleicht auch andere wundersame Geschichten über Holunder erzählt haben. Seit alters ein treuer Begleiter des Menschen, mag Holunder vielleicht heute vielerorts eine Art „Schattendasein" führen oder von Ziersträuchern aus dem Hausgarten verdrängt worden sein – in Vergessenheit geraten ist er nicht. Das mag nicht zuletzt an seiner Bedeutung für die sanfte Naturmedizin und an seiner Vielseitigkeit in der Küche liegen. Das zeitweilige Desinteresse an diesem herrlichen und mannigfaltig einsetzbaren Strauch wäre jedenfalls den Altvorderen nicht untergekommen. Sie schätzten und verehrten ihn, wie zum Beispiel in einer alten Allgäuer Tradition, wonach es guter Brauch und Sitte ist, vor jedem Holunderbusch ehrfurchtsvoll den Hut zu ziehen. Denn kaum eine andere „Allerweltspflanze" kann mit so viel Fug und Recht als „menschenfreundlich" und „dienstbar" bezeichnet werden – Attribute, die in einer an Sachlichkeit und Konsum orientierten Umwelt gar nicht hoch genug eingeschätzt werden können.

Freilich – manch einer mag in dem Holunderbusch nicht gerade eine botanische Schönheit oder gar Rarität entdecken. Gerne präsentiert er sich als dichter Strauch, als robust und rissig. Seine Äste sind krumm, sein graubrauner Stamm wirkt auf den ersten Blick nicht unbedingt reizvoll. Doch im Frühjahr zeigt er sich als prächtiger Blütenstrauch, dessen eindringlicher Duft schon von einem Holunderstrauch kündet, bevor man ihn überhaupt gesehen hat. Und dennoch wurde er mancherorts in vielen Gärten zugunsten von länger blühenden, formschöneren Ziersträuchern abgelöst.

Betrachten wir die Pflanze ganz sachlich: Selbst dem Laien wird auffallen, daß der Holunder durch Bescheidenheit und Anspruchslosigkeit – bis hin zur Selbstverleugnung – glänzt. Er benötigt weder Zuwendung noch Pflege, braucht eigentlich keinen regelmäßigen Schnitt, kann mittels harter Stecklinge problemlos vermehrt werden und verfügt über

starke Wurzeln. Er hat – salopp ausgedrückt – ein überaus schlichtes und robustes Gemüt. In Süddeutschland heißt
es sogar: „Einen Holunder kannst du
nicht pflanzen – der wächst, wo er will."
Damit jedoch nicht genug. Der Holunder, der sich als einzigen Luxus keine
unnötige Einengung durch wuchernde
Nachbarn wünscht, gibt viel mehr, als er
nimmt. Werfen wir einen kurzen Blick
auf die besonderen Details: So wird beispielsweise ein bestimmter Schwamm
(Exidia auricula judae), der an alten Ho-
lunderbaumstämmen wächst, in Japan,
Indonesien, Korea und China als sehr
schmackhafter Speisepilz verehrt. Außerdem gilt der Holunderextrakt in den
Vereinigten Staaten als wahres Wundermittel gegen Erkältungskrankheiten, und
es werden ihm dort sogar eine Unzahl
wissenschaftlicher Studien gewidmet. In
der alten Volksmedizin fanden Wurzel-
abkochungen des Holunders als Heilmittel gegen Schlangenbisse Verwendung, oder man machte sich die harntreibende Wirkung der Holunderblätter
zunutze.

Wußten Sie übrigens, daß diese „Allerweltspflanze", mit der sich unter anderem auch die heilige Hildegard von
Bingen beschäftigte, seit Jahrhunderten
als probates Abführmittel gilt? Daß es
rund 25 verschiedene Arten gibt, wobei
der sogenannte „Schwarze Holunder"
hierzulande am bekanntesten ist? Daß
es den Holunder bevorzugt auf der nörd-
lichen Erdhalbkugel, aber auch in Afri-
ka, Asien und Südamerika gibt? Daß er

damit eine der am weitesten verbreiteten
Nutz- und Wildpflanzen der Welt ist?
Kurzum: In unserer unmittelbaren Um-
gebung wächst mit dem Holunder ein
„kleines Wunder der Natur", das es
lohnt, näher betrachtet zu werden. Besonders faszinierend ist an dieser Pflanze, daß praktisch alle Bestandteile sinn-
voll und nutzbringend verwertet werden
können – von den Wurzeln über die
Blätter, Blüten bis hin zur Rinde und
schließlich und endlich dem Holz, das –
besonders robust und zäh – gerne als
Baustoff verwendet wird.

Auch aus der Küche ist Holunder
nicht mehr wegzudenken: Ob süß, sauer
oder herzhaft zubereitet – der Holunder
verblüfft immer wieder in raffinierten
Kompositionen, die gleichermaßen Gaumenfreuden wie Gesundheit versprechen. Eines des bekanntesten Schman-
kerl aus der Holunderküche sind Holunderküchlein: Ausgebacken in Ome-
letteig und mit Puderzucker bestäubt,
verbindet man mit dieser süßen Delika-
tesse nicht selten Kindheitserinnerun-
gen.

Dieses Buch will mithelfen, den Holunder ein bißchen populärer zu machen. Es soll dazu dienen, das Bewußtsein für einen eher „unauffälligen" Zeit-
genossen zu schärfen und Ihnen ver-
deutlichen, welche Möglichkeiten sich
mit einem Holunderbusch als „Nachbarn" bieten.

Auf den folgenden Seiten will ich Ihnen nicht nur die Geschichte der Pflanze, die Legenden, die sich um sie ranken,

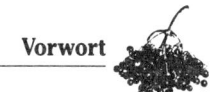

und die botanischen Details nahebringen, sondern Sie auch vom Nutzwert überzeugen. Heilwirkungen und Rezepte werden eine große Rolle spielen, die Art der Ernte und der Konservierung, die verschiedenen Möglichkeiten der „Holunderapotheke" ebenso wie Schönheitsmittel, die auf Holunder basieren, und schmackhafte Speisen und Getränke.

Gestatten Sie mir zum Abschluß dieses Vorworts noch eine persönliche Anmerkung: Das Wetter in Mitteleuropa ist sicherlich nicht dazu angetan, die warme Jahreszeit nachhaltig in den Köpfen zu verankern. Für mich war es deswegen immer ein willkommenes Zeichen des nahenden Sommers, wenn der Holunder zu blühen begann und mit seinem süßen Duft lockte.

In guter Gesellschaft: Schwarzer Holunder und seine Verwandten

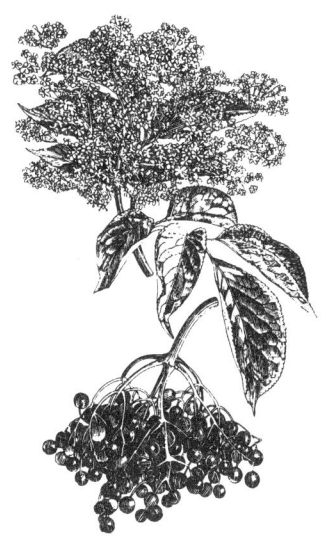

Wie kaum ein anderer Strauch ist der Holunder im Volksglauben und in der Volksmedizin verwurzelt. Schon seit alters kurierten sich die Menschen mit den heilenden Kräften des Holunders. Bereits der berühmte griechische Arzt Hippokrates schätzte im 5. Jahrhundert vor Christus den Holunder als Naturarznei, vor allem seine Beeren. Auch der römische Naturwissenschaftler Plinius erwähnte im 1. Jahrhundert nach Christus in der Enzyklopädie „Naturalis Historia" den hohen Heilwert des Holunders. Plinius mixte unter anderem ein Rezept aus Holunderblüten, -blättern, und -wurzeln zur Behandlung der Wassersucht. Übrigens: In dieser Schrift taucht der Holunder erstmals unter der Bezeichnung „Sambucus" auf. Eine Erklärung, woher dieser Name möglicherweise rühren könnte, finden Sie in der genauen Beschreibung von „Schwarzer Holunder" (Sambucus nigra).

Auch der berühmte „Wasserdoktor" im 19. Jahrhundert, Pfarrer Sebastian Kneipp, schrieb dem Holunder eine große Bedeutung in der Heilkunde zu. Er machte sich das praktische Wissen der Altvorderen zu Nutze, die „in die Kur zum Holunderbaum gingen, der sie in nächster Nähe so billig und oft viel besser verdiente". Er empfahl beispielsweise einen Tee aus Holunderblättern, welcher „die Maschine des menschlichen Körpers in vortrefflicher Weise säubert". Dieser Blutreinigungstee ersetze armen Leuten „die Pillen und Alpenkräuter, die

in feinen Schachteln und Schächtelchen die Runde machen und oft ganz sonderbare Wirkung tun". Kneipp schwörte bei Wassersucht besonders auf die Heilkraft der Holunderwurzel, die, als Tee zubereitet, „so kräftig Wasser austreibt, daß sie kaum von irgend einem andern Medikament übertroffen wird".

Das Fundament des Wissens um die universelle Heilkraft des Holunders, lange Zeit als naiver Volksglaube abgetan, wurde durch die moderne Pharmakologie zementiert: Im Labor kam man einer Vielzahl heilender Wirkstoffe auf die Spur, die in den Blüten, den Beeren, den Blättern und der Rinde des Holunders stecken: so zum Beispiel ätherisches Öl, Gerbstoffe sowie die Vitamine C, B_1 und B_2. Vorsicht allerdings ist bei dem buchstäblich „kleinen" Verwandten des Schwarzen Holunders, dem Zwergholunder, geboten. Wie er sich vom Sambucus nigra unterscheidet und welche Pflanzenteile in der Hausapotheke Verwendung finden, lesen Sie in seinem „Steckbrief". Damit Sie künftig bei Ihren Spaziergängen den Holunder zwischen lauter Sträuchern, Bäumen und Büschen ausmachen und die unterschiedlichen Arten von Holunder bestimmen können, sind Zeichnungen von Früchten, Blüten und Blättern beigefügt, anhand derer Sie das Typische der Heilpflanze auf einen Blick erkennen können.

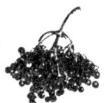

Schwarzer Holunder
(Sambucus nigra)

Unter der lateinischen Gattung „Sambucus" sind etwa 40 Arten von Holunder zusammengefaßt, die in den gemäßigten wie auch subtropischen Gebieten der Erde beheimatet sind.

„Sambucus nigra" ist eine besonders in Europa kultivierte Holunderart, deren Namensherkunft allerdings nicht exakt geklärt ist: So könnte sich der Gattungsname möglicherweise vom lateinischen „sambuce" ableiten, welches ein altes, aus Holunderholz hergestelltes Musikinstrument bezeichnet. Hingegen bezieht sich „nigra" eindeutig auf die tiefschwarze Farbe der reifen Beeren des Schwarzen Holunders.

Der Volksmund kennt viele, meist regional eingefärbte Bezeichnungen für den Holunderstrauch, die sich teilweise auf die heilende Wirkung („Kelke", möglicherweise auf die Heilkraft der Früchte bei Magenkoliken zurückzuführen), die Farbe der Früchte (Schwarzholder), seine mythologischen Wurzeln (Holler) oder auf den eindringlichen Geruch des Strauches (Stinkholder) beziehen. Aalhornbusch, Holderbaum, Holder, Holderbusch, Holderstock, Husholder, Hulerbusch, Hunnel, Hündele, Dolder, schwarzer Flieder, Fliederbusch, Kisseke, Eller, Elder oder Elderbaum sind nur einige Namen, die diesen wundertätigen Strauch seit Jahrhunderten begleiten und im Bewußtsein der Menschen verwurzeln. Noch bis ins 16. Jahrhundert wurde der Holunder gemeinhin – fälschlicherweise, wie man heute weiß – wegen des starken Geruches seiner Blüten als „Flieder" bezeichnet. Später dann wurde diese volkstümliche Bezeichnung auf die aus Südosteuropa eingeführte Pflanze mit dem botanischen Namen „Syringa vulgaris" übertragen. Nicht selten bezeichnet man allerdings noch heute in manchen Gegenden Holundertee als „Fliedertee". Der Schwarze Holunder ist in ganz Europa, West- und Mittelasien sowie Nordafrika beheimatet.

Der Holunderstrauch wächst bevorzugt an halbschattigen Plätzen, die genügend Bodenfeuchtigkeit bieten, beispielsweise an Wald- und Wegrändern, Lichtungen, in Hecken, Gärten und Gebüschen. Dabei ist der Holunder so robust, daß er fast überall Wurzeln schlagen kann, nicht selten wächst er auch an Mauern und Turmwänden. Sein starker Wuchs und seine Härte gegen Umwelteinflüsse machen es ihm möglich, unempfindlich gegen Staub und Abgase zu reagieren. Wild wachsend kann der Schwarze Holunder mehr als hundert Jahre alt werden. Als beliebtes und robustes Gartengut gedeiht der Schwarze Holunder auch ohne regelmäßigen Schnitt prächtig – ein kräftiger Rückschnitt schadet ihm auch nicht. Sie können den Holunder im Herbst problemlos durch harte Stecklinge vermehren, die Sie einfach im Freiland aussetzen. Mehr über Vermehrung, Bodenpflege, Schnitt und Schädlingsbekämpfung finden Sie

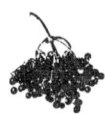

ausführlich beschrieben im Kapitel „Holunder im Garten".

In früherer Zeit gab es kaum einen Bauernhof oder ein ländliches Anwesen, in dem nicht ein großer Holunderstrauch stand. Der Schwarze Holunder gehört botanisch zu der Familie der Geißblattgewächse. Zu dieser botanischen Familie zählen auch der Schneeballstrauch, der ebenfalls in unseren Wäldern heimisch ist, die Heckenkirsche oder Geißblatt (Lonicera edulis) sowie der Traubenholunder (Sambucus racemosa) und der Zwergholunder (Sambucus ebulus), die nachfolgend noch eingehender beschrieben werden.

Der meist großstrauchige und selten baumförmige Schwarze Holunder kann eine Höhe zwischen drei und acht Metern erreichen. Wenn die Sträucher nicht beschnitten werden, können sie binnen eines Jahres knapp einen Meter wachsen. In seiner Jugend entwickelt der Holunder in wenigen Monaten drei bis vier Meter lange, kaum verzweigte, schnell wachsende Triebe, die sich später allerdings zu stark bogenförmig gekrümmten Ästen ausbilden und eine tief gefurchte und korkige Borke um das weiße, weiche Mark (Durchmesser bis zu einem Zentimeter) bilden. Dieses schwindet oftmals mit zunehmendem Alter des Holunderstrauches, was dazu führen kann, daß die großen Äste innen hohl werden.

Der Holunder trägt große, schirmförmige, aus vielen hundert kleinen Blüten gebildete Blütenstände, die einen lieblich-süßlichen Duft verströmen. Die Blütendroge hat einen süßlichen Geschmack. Die am Grund verwachsene Krone hat fünf radförmig ausgebreitete, sechs bis neun Millimeter breite, weiße bis gelblich-weiße Zipfel. Die fünf Staubblätter haben gelbe Staubbeutel. Die Blüten enthalten Rutin, Quercetin, Schleim, Gerbstoffe und organische Säuren.

Im allgemeinen tragen die Holunderbüsche – ob der Schwarze Holunder, der Kanada-Holunder oder der Traubenholunder – etwa zwölf bis 15 Zentimeter große Trugdolden. In der Zeit von Mai bis Juli steht der Schwarze Holunder in voller Blüte und verbreitet einen herrlichen, eindringlichen Duft. Dann ist auch Pflücksaison: Jetzt kann ein Vorrat an getrockneten Holunderblüten angelegt oder die frischen Dolden können zur Weiterverarbeitung in Küche und Hausapotheke verwendet werden. Bis zum Spätsommer oder Frühherbst entwickeln sich aus den Blüten die je nach Holunderart schwarzen oder roten Früchte.

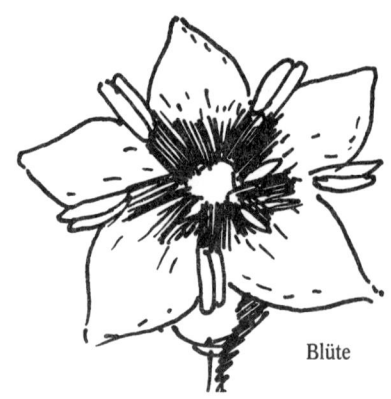

Blüte

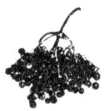

Aus botanischer Sicht gelten die Früchte des Holunders wegen ihrer Kerne als Steinfrüchte. Der Fruchtknoten ist dreigeteilt und reift zu einer kugeligen, fünf bis sechs Millimeter dicken, schwarz bis schwarz-violett schimmernden, saftigen Frucht. Die drei bräunlichen Samen sind eiförmig und außen gewölbt. Im September können die säuerlich schmeckenden

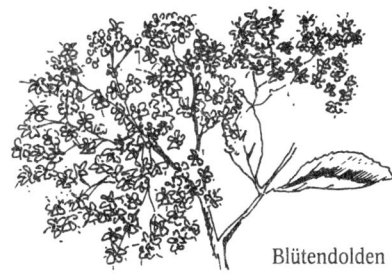

Blütendolden

Beeren, aus denen traditionell zum größten Teil Saft hergestellt und haltbar gemacht wurde, gesammelt werden. Ob süß, sauer oder herzhaft – Holunderbeeren können in vielen Variationen zubereitet werden. Sie müssen allerdings vor Gebrauch gegart werden. Die Früchte enthalten Spuren ätherischen Öls, die Vitamine A, B_1, B_6 und viel Vitamin C, Fruchtsäuren, Bitterstoffe, Zucker und Harz. Das Vitamin B_1 beispielsweise hat eine günstige Wirkung gegen Nervenentzündungen und Kreislaufstörungen und spielt bei der Zuckerverwertung eine bedeutende Rolle. Die reifen Beeren geben köstliche Holunderweine und -liköre, Suppen und Desserts.

Graubraun und warzig erscheint die Rinde des Stammes und der älteren Zweige – die junge Rinde hingegen ist satt braun und graue Punkte (Lentizellen) verleihen ihr ein gesprenkeltes Aussehen. Unverwechselbares Kennzeichen des Holunders ist außerdem der unangenehme Geruch der Rinde. Weich und weiß ist das Mark der Zweige. Nach altem Volksglauben soll die innere Zweigrinde – von unten nach oben geschält – ein Brechmittel sein. Als probates Hausmittel gegen Durchfall wäre auch die innere Zweigrinde zu nennen – in diesem Fall allerdings von oben nach unten geschält. Früher wurde die Rinde übrigens auch zum Gelbfärben von Stoffen verwendet.

Während sich die Blütenschirme erst im frühen Sommer entfalten, bricht das Laub des Holunders teilweise schon im Februar aus den Knospen. Die meist hellgrünen Blätter – fünf bis sieben zugespitzte, ungleichmäßig gesägte, spärlich behaarte Blättchen – sind gegenständig angeordnet und haben einen kurzen Stiel. Die Nebenblätter sind fa-

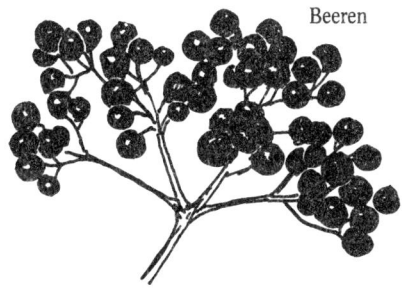

Beeren

denförmig und fallen schon frühzeitig
ab.

Durch ihren Gehalt an Gerbstoffen,
ätherischen Ölen, Zucker und Bitterstoffen hat die Holunderwurzel eine abführende wie auch harntreibende Wirkung. Überlieferungen zufolge soll die
Wurzel, mit Essig angemacht, Zahnschmerzen lindern. In Wein gesotten hat
sie eine harntreibende Wirkung.

Als natürliche Arznei – beispielsweise als Blütentee, Fruchtwein oder Mus –
wird der Schwarze Holunder besonders
gegen leichtere Erkrankungen eingesetzt, die durch Ausschwitzen kuriert
werden können, so zum Beispiel Grippe,
Husten, Schnupfen oder Rheuma. Beide
Drogen, die Blüten- wie auch die Frucht-
droge, lindern auch chronische Entzündungen der Atemwege. Überdies wird

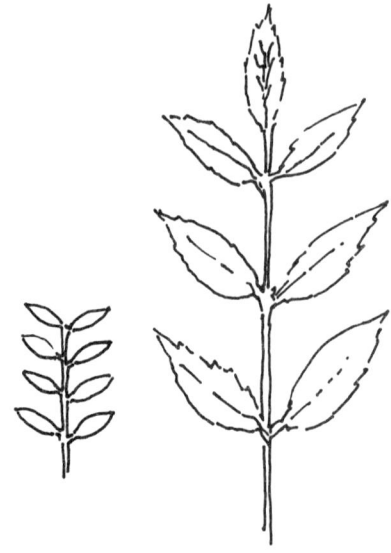

„paarig" gefiedert   „unpaarig" gefiedert

Sambucus nigra auch wegen seiner abführenden, blutreinigenden wie auch
harntreibenden Wirkung geschätzt. Äußerlich wird der Aufguß zum Gurgeln
und als Badezusatz verwendet. Der Saft
der Holunderbeeren wird darüber hinaus gelegentlich auch als Hausmittel gegen Migräne oder starke Nervenschmerzen benutzt.

Blätter

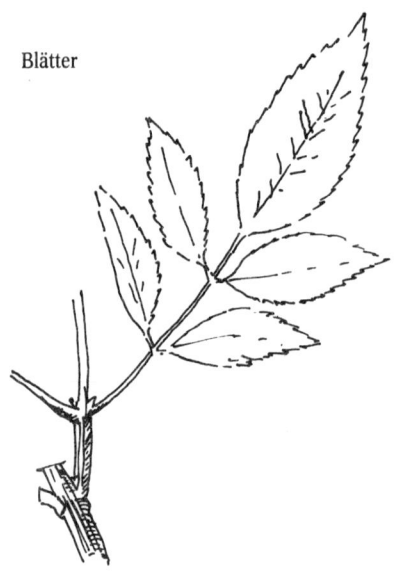

Roter Holunder
(*Sambucus racemosa*)

Der Volksmund kennt den Verwandten des Schwarzen Holunders auch unter den Bezeichnungen Traubenholunder, Hirschholler, Hirschholunder, Wandelbaum, Kelken, Bergholunder, Traubenflieder oder Bergholler. Im Unterschied zu seinem „großen Bruder" liebt der Rote Holunder oder Traubenholunder, mit lateinischem Namen „Sambucus racemosa", betont schattige Lagen und vor allem unberührte Natur fernab von Siedlungen. Er wächst vor allem an Waldrändern und in Waldlichtungen, in Bergwäldern, im Berg- und Hügelland (in den Alpen bis zu 1400 Metern), in Laub- und Mischwäldern sowie an steinigen Hängen. Er ist in Europa, Westasien und in den Nordstaaten der USA und Kanada beheimatet.

Der Traubenholunder ist wesentlich kleiner als der Schwarze Holunder. Er kann eine Höhe von zweieinhalb bis drei Metern erreichen und wird meist ebenso breit. Der Traubenholunder unterscheidet sich vom Schwarzen Holunder durch die eiförmigen, rispigen, dichtbehaarten Trugdolden und durch die scharlachroten Steinbeeren, die am Strauch in dicken Büscheln hängen und einen herben bis sauren Geschmack haben.

In der zweiten Frühjahrshälfte entfalten die gelblich-grünen, rispenförmig angeordneten Blüten ihre volle Pracht. Mitte Juli leuchten seine Früchte in hellem Rot. Seine Blätter setzen sich aus drei bis sieben eiförmigen Teil-Fiederblättchen zusammen.

Seit alters wird der Traubenholunder besonders wegen seines hohen Vitamingehalts geschätzt. Er enthält Vitamin C, Vitamin A, Karotin und Gerbstoffe. Die Samen haben einen Ölgehalt von bis zu 30 Prozent. Beim Kochen der Beeren setzt sich ein Öl nach oben ab, das in früheren Zeiten als Speiseölersatz verwendet wurde. Vor dem Verzehr der Samen muß allerdings dringend gewarnt werden, da sie die Schleimhaut reizen.

Toxikologische Untersuchungen haben ergeben, daß die Kerne des Roten Holunders nicht – wie vormals angenommen – Blausäure enthalten. Ungeachtet dessen reagiert dennoch eine Vielzahl von Menschen auf den Samen mit Vergiftungserscheinungen, so zum Beispiel mit Brechreiz. Auch die Beeren selbst enthalten Stoffe, die roh gegessen unbekömmlich sind. Es ist deshalb ratsam, diese Früchte zu erhitzen und zu kochen, um die schädlichen Stoffe auszumerzen. Rezepte für Gelee oder Sirup, die stets einen Kochvorgang beinhalten, eignen sich daher besonders für die Weiterverarbeitung von Rotem Holunder. Dabei sollten die Beerendolden mit den Kernen nur kurz aufgekocht und sofort – ohne sie allerdings zu zerdrücken – entsaftet werden. Danach wird der Saft gut aufgekocht und mit Zucker zur gewünschten Dicke zu Sirup oder Gelee verarbeitet. Der Rote Holunder ist im wahrsten Sinn des Wortes mit Vorsicht

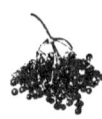

zu genießen und eignet sich deshalb auch nicht für die Selbstbehandlung. Im Unterschied zum Schwarzen Holunder hat der Rote Holunder in der natürlichen Apotheke längst nicht eine so große Bedeutung.

Der vorwiegend zu medizinischen Zwecken verwendete Teil ist die Wurzel, da sie harntreibend, ausleitend und abführend wirkt.

Die sogenannte „Markprobe" ist ein kleiner Test, mit dessen Hilfe Sie den Unterschied zwischen dem Schwarzen und dem Roten Holunder feststellen können. Nehmen Sie einen Ast zur Hand und brechen ihn. Zu den typischen Merkmalen des Schwarzen Holunders zählt das hellweiße Mark – kommt dagegen ein gelbbraunes Mark zum Vorschein, deutet dies auf den Roten Holunder.

Zwergholunder
(Sambucus ebulus)

Diese Holunderart, vielerorts auch unter dem volkstümlichen Namen Attich oder Eppich bekannt, kommt in ganz Europa sowie in Nordafrika und Westasien vor, ebenso im Osten und in den Zentralstaaten der USA. Sie wächst an Waldrändern, in feuchten Waldlichtungen und zwischen anderem Gebüsch. In den Alpen kommt er in Höhen bis zu 1500 Metern vor.

Der in manchen Gegenden vornehmlich unter der Bezeichnung „Attich" bekannte Zwergholunder zählt zu den giftigen Pflanzen und sollte mit größter Vorsicht behandelt werden. Bedenken Sie stets, daß es sich beim Attich, wenngleich im Katalog der Heilpflanzen aufgeführt, um eine Giftpflanze handelt und daß deshalb auch dringend von einer Selbstbehandlung abzuraten ist. Sprechen Sie zuerst mit Ihrem Arzt oder Apotheker darüber. Die Unverträglichkeit, ja Giftigkeit des Zwergholunders gilt besonders für seine Früchte, die nachfolgend noch eingehender beschrieben werden. Bei übermäßigem Verzehr der reifen Beeren kann es zu Vergiftungen mit Durchfall und Erbrechen kommen. In der Heilkunde kommen die Blüten und Wurzeln des Attich zum Einsatz.

Auch der Attich, mit botanischem Namen „Sambucus ebulus", zählt zu den Geißblattgewächsen. Der Volksmund kennt für ihn auch die Bezeichnungen Stinkholunder, Eppich oder Wilder Holunder.

Genügsamkeit ist eine markante Eigenschaft dieser Holunderart, die, ähnlich wie ihr größerer Verwandter, der Schwarze Holunder, bevorzugt an Hekken wächst oder sich mit Ödland und Kahlschlägen begnügen kann.

Der Zwerg unter den Holunderarten hat seinen Namen wohl zurecht: Mit nur etwa einem bis eineinhalb Metern Höhe steht diese krautige Staude jedoch nur der Größe wegen im Schatten ihrer größeren Verwandten. In seiner Heilwir-

18

kung steht er dem Schwarzen wie auch dem Roten Holunder freilich in nichts nach. Es muß an dieser Stelle jedoch nochmals betont werden, daß es sich hierbei um eine giftige Pflanze handelt, die ausschließlich von Kennerhand verarbeitet werden sollte. Hinsichtlich der zu Heilzwecken verwendeten Wurzel des Attich sollten Sie sich also in jedem Fall an einen Heilpflanzenkundigen oder an Ihren Apotheker wenden. Bitterstoffe, Saponin und Gerbstoffe zählen mit zu den Wirkstoffen des Zwergholunders.

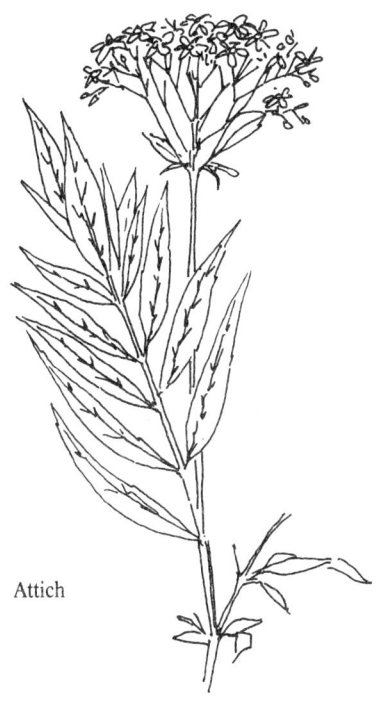

Attich

Die großen, schirmförmigen Blütenstände bestehen aus etwa fünf Millimeter großen Blüten, die eine weiße bis rötliche Färbung aufweisen können und jeweils mit purpurroten Staubgefäßen ausgestattet sind. Sie riechen stark nach bitteren Mandeln.

Seine blühende Pracht zeigt der Zwergholunder in den Monaten Juni bis August.

Aus den Blüten entstehen im Spätherbst tiefschwarze, glänzende Beeren. Sie sind oval, etwa vier Millimeter lang und enthalten vier Samen. Die Früchte reifen im Oktober.

Die Blätter sind mit fünf bis neun etwa fünf Zentimeter langen Teilblättern gegenständig und unpaarig gefiedert. Die Rinde verfärbt sich zur Reifezeit dunkelviolett.

Im Vergleich zu seiner Größe besitzt der Zwergholunder einen überaus kräftigen Wurzelstock, der waagerecht im Boden kriecht. Die Wurzeln des Zwergholunders sind stark verwunden aus vielen kriechenden Ästchen und bilden ein richtiges Dickicht. Die Sammelsaison für Wurzeln ist im Frühjahr und Herbst.

Mit einer Zubereitung von Attichwurzeln soll eine wassertreibende, schweißtreibende und abführende Wirkung erzielt werden. Auch der berühmte Pfarrer Sebastian Kneipp, im Volksmund auch als „Wasserdoktor" bekannt, schwörte bei der Behandlung von Wassersucht auf die Heilkraft der Attichwurzel. Der Zwergholunder findet gelegentlich auch gegen rheumatische Be-

19

schwerden Verwendung. In alter Zeit wurde der Zwergholunder, genauer seine zu Mus verarbeiteten Beeren, als starkes Abführmittel verwendet, wovon heute allerdings eindringlich abzuraten ist.

Bereits im Mittelalter wurde der Zwergholunder als probates Heilmittel für Pferde geschätzt. Deshalb war er häufig in der Nähe von Pferdeställen und in Bauerngärten zu finden. Den dunkelvioletten Farbstoff der Beeren machte man sich beim Färben von Leinen und Wolle zu Nutze.

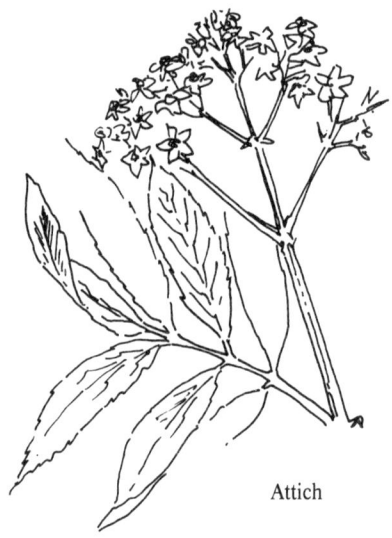

Attich

Kanada-Holunder (Sambucus canadensis)

Der Kanada-Holunder, mit seinem botanischen Namen „Sambucus canadensis", wird in der Regel etwa zwei bis drei Meter hoch und hat hängende Zweige Die ursprüngliche Heimat dieser Holunderart ist, wie es der Name schon sagt, Nordamerika. Dort ist er unter den Bezeichnungen „common elder" (normaler Holunder), „black elder" (schwarzer Holunder) oder auch „sweet elder" (süßer Holunder) bekannt. Aber auch in Europa ist er heimisch und wird hierzulande gern in Gärten angepflanzt. Die Kultursorte „Aurea" beispielsweise zeichnet sich durch die leuchtendgelbe Laubfärbung aus, die der Strauch übrigens den ganzen Sommer hindurch trägt. Seine Früchte sind rot.

Betrachtet man „Maxima", eine andere Kultursorte des Kanada-Holunders, so trägt diese angesichts der Blattgröße ihren Namen zu Recht: Im Unterschied zu „Aurea" hat „Maxima" größere Blätter, die bis zu 45 Zentimeter lang werden können. Auch hat sie größere Blütenstände (mit einem Durchmesser bis zu 30 Zentimetern), die an roten Stielen sitzen.

Der Kanada-Holunder ist ein sich bis zu drei Meter Höhe ausbildender Strauch. Er bevorzugt feuchte Standorte, Wegränder und auch karge Schutthalden. Seine in flachen Trugdolden formierten, zahlreichen weißen Blüten entfalten von Mai bis Juli ihre Blütenpracht. Die Früchte sind dunkelrot. Seine Rinde ist rau und hat eine gelbgraue Färbung. Die Blätter sind gegenständig gefiedert, gesägt und haben eine ovale, spitze Form

Wichtiger Hinweis im Umgang mit Holunder:

Bevor wir uns mit dem Hollerschwamm einer Rarität der alten Volksmedizin zuwenden, sei an dieser Stelle nochmals dringend vor dem Verzehr aller frischen Pflanzenteile des Holunders gewarnt! Gekochte Beeren sind dagegen gefahrlos genießbar. Als Nahrungsmittel werden sie häufig für Marmeladen und Kuchen verwendet.

Für medizinische Zwecke werden die Wurzel, die Rinde, die Blätterknospen, Blätter und Blüten des Holunders benutzt. Ein Tee aus Blättern und Blüten oder eine Abkochung der Rinde hilft wegen der antiseptischen Wirkung bei Hautproblemen, Wunden und Entzündungen.

Ein aus Blüten zubereiteter Tee, schlückchenweise heiß getrunken, soll eine anregende und schweißtreibende Wirkung haben. Er kann auch verwendet werden bei erkältungsbedingten Kopfschmerzen. Kalt getrunken, wird er als harntreibendes Hausmittel geschätzt.

Hollerschwamm

Die an den Ästen und alten Stämmen wachsenden Hollerschwämme, die im Volksmund auch „Judasohr" genannt werden, sind eine Besonderheit der Naturapotheke. Den Basidienpilzen zugehörig, wird diese an Barosin, Fetten und Mikose reiche Spezialität in der Volksmedizin z.b. gegen Halskrankheiten gegessen. Auch soll er, gründlich gereinigt und aufgeweicht, als Auflage gegen ermüdete oder schmerzende Augen helfen.

Der Hollerschwamm kann während der gesamten Wachstumsperiode der Fruchtkörper gesammelt werden.

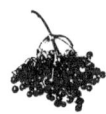

Steckbriefe

Schwarzer Holunder

Botanischer Name: Sambucus nigra
Volkstümliche Namen: Hollerbusch, Holderbusch, Aalhornbusch, Flieder-busch, Hulerbusch
Vorkommen: Europa, West- und Mittelasien, Nordafrika
Standort: Bauerngärten, Auwälder, Waldränder, Hecken
Ausbildung: Großstrauch, Baum
Höhe: drei bis acht Meter
Blüten: große, schirmförmige Trugdolden, kleine gelblich-weiße Blüten mit fünf Kronenblättern
Blütezeit: Mai bis Juli
Früchte: kugelig, glänzend schwarz-violett bis tiefschwarz, zwei bis drei Kerne, Reifezeit von August bis Oktober
Blätter: kurzstielig, oval, unpaarig gefiedert, gegenständig, leicht behaart, gesägte Blattränder, dunkelgrüne Färbung.
Rinde: graubraun, tief gefurcht, korkig
Medizinische Verwendung: zum Beispiel als Tee, Tinktur, Kompressen, Gurgelwasser, Saft, Sud

Roter Holunder

Botanischer Name: Sambucus racemosa
Volkstümliche Namen: Hirschholunder, Traubenflieder, Traubenholunder, Hirschholler, Wandelbaum, Kelken, Bergholunder, Bergholler
Vorkommen: Europa, Westasien, Nordstaaten der USA, Kanada
Standort: Waldränder, Waldlichtungen, Bergwälder, Berg- und Hügelland, Laub- und Mischwälder, steinige Hänge, schattige Lagen
Ausbildung: Strauch
Höhe: bis zu vier Metern
Blüten: eiförmige, dichtbehaarte Rispen, gelblich-grün, kleine Blüten, gelblich-grün, weiß-gelb
Blütezeit: April bis Mai
Früchte: kugelige, scharlachrote Steinbeeren, Reifezeit Ende Juni bis Mitte August
Blätter: gegenständig angeordnet, kurzstielig, drei bis sieben Teil-Fieder-blättchen

Steckbriefe

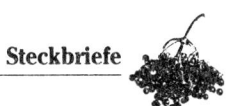

Rinde: helle Poren, dunkelbraune Färbung
Medizinische Verwendung: meist Wurzel, mit Vorsicht zu genießen; in der Küche als Saft, Marmelade oder Gelee

Zwergholunder

Botanischer Name: Sambucus ebulus
Volkstümliche Namen: Attich, Eppich, Stinkholunder, Wilder Holunder
Vorkommen: Europa, Nordafrika, Westasien, Osten und in den Zentralstaaten der USA
Standort: Waldränder, feuchte Waldlichtungen, Gebüsch, Alpen in Höhenlagen bis zu 1500 Metern
Ausbildung: Staude
Höhe: bis 1,50 Meter
Blüten: große, schirmförmige Blütenstände, etwa fünf Millimeter große, weiß- bis rosafarbene Blüten, purpurrote Staubgefäße, Geruch nach bitteren Mandeln
Blütezeit: Juni bis August
Früchte: tiefschwarze, glänzende Beeren (giftig!), oval, etwa vier Millimeter lang, vier Samen, Reifezeit Oktober
Blätter: gegenständig gefiedert, unpaarig angeordnet, spitz zulaufend
Rinde: grün, zur Reifezeit dunkelviolette Färbung
Wurzel: weißlich, stark ausgebildet, dicht verzweigt, Sammelzeit im Frühjahr und Herbst
Medizinische Verwendung: Wurzel als harntreibendes, wassertreibendes, abführendes und brechreizerregendes Mittel

Kanada-Holunder

Botanischer Name: Sambucus canadensis
Volkstümliche Namen: „common elder" (normaler Holunder), „black elder" (schwarzer Holunder), „sweet elder" (süßer Holunder)
Vorkommen: Nordamerika, Europa
Standort: feuchte Standorte, Wegränder, karge Schutthalden, Hecken, Gärten
Ausbildung: Strauch
Höhe: bis drei Meter
Blüten: flache Trugdolden mit zahlreichen weißen Blüten
Blütezeit: Mai bis Juli
Früchte: kugelig, dunkelrote Färbung
Blätter: gegenständig gefiedert, gesägte Blattränder, ovale, spitze Form
Rinde: rauh, gelb-graue Färbung

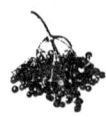

Wertvolle Inhaltsstoffe des Holunders

Wie bei jeder anderen Heilpflanze auch sind im Holunder verschiedene Wirkstoffe enthalten, die in ihrer Bedeutung bislang allerdings nicht vollständig erforscht sind. Vorauszuschicken wäre, daß der Wirkstoffgehalt des Holunders natürlichen Schwankungen unterworfen ist, abhängig von Erntezeit, Standort der Pflanze und Reifegrad. Um also die optimale Heilwirkung zu erzielen, ist es ratsam, die Tips zur Ernte und zur Aufbereitung buchstabengetreu zu befolgen.

Gut aufbereitete Heilpflanzen – und dies gilt im besonderen auch für den Holunder – verlieren auch im getrockneten Zustand nur wenig an Wirksamkeit, vorausgesetzt, sie werden richtig gelagert.

Um die natürliche Heilkraft des Holunders besser zu verstehen, empfiehlt es sich, die wichtigsten Inhaltsstoffe gründlich kennenzulernen, so zum Beispiel Mineralien, Vitamine, Aromen und Farbstoffe. Dabei kommt es weniger auf die chemische Zusammensetzung an, als vielmehr auf die Indikation bei bestimmten Erkrankungen. Die auf den nächsten Seiten vorgestellten Inhaltsstoffe des – wenn nicht anders beschrieben - Schwarzen Holunders sind in seinen Beeren enthalten, teilweise auch in seinen Blüten, Blättern und seiner Rinde.

Alkaloide: Unter dem Begriff Alkaloide versteht man alkali-ähnlich reagierende stickstoffhaltige Natursubstanzen, die eine starke Wirkung aufweisen.

Aminosäuren: Essentielle (lebensnotwendige) Aminosäuren sind Bausteine von pflanzlichem (wie auch tierischem) Eiweiß. Enthalten sind sie in den Beeren und Blüten des Holunders. Laut einer Analyse eines Liters Holundersaft entfallen von etwa insgesamt fünf bis acht Gramm sogenannten freien Aminosäuren etwa 50 bis 60 Prozent auf die essentiellen.

Ätherische Öle: Unter dem Begriff Ätherische Öle versteht man pflanzliche Inhaltsstoffe, die zwar leicht flüchtig, in Wasser jedoch kaum lösbar sind. Es handelt sich dabei um aus Pflanzen gewonnene Mixturen von organischen Verbindungen mit aromatischen Stoffen. Mit dem „Äther", bekannt als Narkotikum, haben sie rein gar nichts zu tun.

Äußerlich ähneln sie den fetten Ölen, sind aber chemisch vollständig anders aufgebaut und hinterlassen keinerlei Rückstände. Betrachtet man das Aroma des Holunders unter chemischen Gesichtspunkten, so fällt auf, daß der Hauptbestandteil Phenylacetaldehyd die dominierende Rolle spielt. Er ist in fast allen ätherischen Ölen enthalten und vereint damit – wie auch seine „Artgenossen" – folgende universelle Heilwirkungen: Er ist entzündungshemmend, harntreibend, erleichtert das Abhusten,

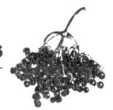
wirkt krampflösend und stärkt die Widerstandskräfte von Magen, Darm und Leber. Im besonderen Fall des Holunders bewirkt die Tatsache, daß Phenylacetaldehyd in Kombination mit über 30 weiteren chemischen Verbindungen, darunter sieben Kohlenwasserstoffen und 27 sauerstoffhaltigen Komponenten, enthalten ist, zudem eine Entwässerung des Hautgewebes. Darüber hinaus weist eine Indizienkette darauf hin, daß die in Holunder enthaltene Wirkstoffkombination für eine Beruhigung der Nerven verantwortlich sein könnte.

Eisen: Eisen, ein für unseren Körper lebenswichtiger Mineralstoff, trägt unter anderem zum Aufbau des roten Blutfarbstoffes Hämaglobin bei. Außerdem ist dieser Mineralstoff notwendig für den Sauerstofftransport im Blut und für die Atmungsvorgänge im Körper. Mit 14 Milligramm pro Liter weist Holundersaft einen recht hohen Eisengehalt auf.

Farbstoffe: Der in Holunderbeeren enthaltene Farbstoff ist das sogenannte Anthocyan. Für sich betrachtet hat er nur relativ wenig heilende Wirkung. Allerdings wird er der Gruppe der Flavonoide zugerechnet und denjenigen, die in der Holunderblüte enthalten sind, wird eine gefäßabdichtende Wirkung zugeschrieben. Unter Sambucyanin versteht man den nicht-chemischen Begriff für den Holunderfarbstoff. In der Vergangenheit zählte man die Bioflavonoide sogar noch zur Gruppe der Vitamine

und nannte Sambucyanin deswegen auch Vitamin P. Auf Grund der nachweislich geringen Heilwirkung ist man von dieser Praxis mittlerweile abgerückt.

Heute wird Sambucyanin vom Chemiker oder Drogisten in erster Linie zur Reinheitsbestimmung des Holundersaftes herangezogen. Nur wenn der Farbstoff in seiner markant violett-blauen Ausprägung vorhanden ist – verantwortlich für die Färbung sind sogenannte Anthocyan-Moleküle – kann man zweifelsfrei von ungepanschtem Holundersaft ausgehen. Durch die Untersuchung des Farbstoffs ist die Reinheit definitiv nachweisbar: Über den Gehalt von Anthocyanidinen kann zum Beispiel schon ein 10- bis 20%iger Verschnitt von anderen Fruchtsäften belegt werden.

Fettsäuren: Vor allem Holunderblüten weisen einen sehr hohen Anteil an Fettsäuren auf. Bei Fettsäuren unterscheidet man zwischen einfach und mehrfach ungesättigten Säuren. Die letztgenannten sind auf Grund ihrer Fähigkeit, den Cholesterinabbau zu unterstützen, sehr wichtig für den Organismus. Allerdings kann sie der Körper nicht selbst produzieren, so daß er auf eine Zufuhr von außen – wie zum Beispiel durch Holunder – angewiesen ist. Den Hauptanteil an gesättigten, höheren Fettsäuren stellt innerhalb der Holunderblüte das sogenannte Palmitin mit etwa 66 Prozent. Holunderbeeren enthalten unter anderem auch Myristin-, Stearin- und Linoleinsäure.

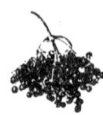

Flavonoide: Unter dem Begriff Flavonoide (von lateinisch „flavus" – gelb) versteht man gefärbte Pflanzenfarbstoffe, die sowohl antioxidativ wirken – sie entschärfen die gefährlichen Sauerstoffteilchen (freie Radikale) – als auch das Klumpen der Blutplättchen vermindern. Flavonoide besitzen die Fähigkeit, das Herzinfarktrisiko einzudämmen. In Holunderbeeren enthalten sind die Flavonoide Rutosid, Isoquercetin und Hyperosid. Diese haben eine entzündungshemmende und immunsteigernde Wirkung. Holunderblüten besitzen drei Prozent Flavonoide, darunter Rutin, Isoquercetin und Hyperosid. Die heilsame Wirkung der Pflanzenfarbstoffe in Holunderblättern macht man sich bei Wassersucht zunutze.

Fruchtsäuren: Im Vergleich zu Mineralsäuren (zum Beispiel Salzsäure) sind Fruchtsäuren verhältnismäßig schwache pflanzliche Säuren, darunter Apfel-, Wein- oder Zitronensäure. Die natürlichen Fruchtsäuren wirken unter anderem anregend auf die Tätigkeit von Leber und Niere, fördern den gesamten Stoffwechsel und unterstützen die Entschlackung des Körpers. In Holunderbeeren sind unter anderem Apfel- und Weinsäure enthalten.

Gerbstoffe: Der hohe Anteil an Gerbstoffen in Holundersaft (vier Milligramm pro Liter) wird in der Fachliteratur immer wieder hervorgehoben. Auf einen Liter Holundersaft entfallen etwa vier Milligramm dieser Substanz, während in den meisten anderen Fruchtsäften nur etwa ein Milligramm enthalten ist. Bei den Gerbstoffen handelt es sich um wasserlösliche Substanzen, die sekretionshemmend, zusammenziehend, antibakteriell und – unter bestimmten Voraussetzungen – auch reizmildernd wirken.

Somit wird Holunder von Medizinern gerne als Gegenmittel bei Schwermetallvergiftungen empfohlen sowie zur äußeren Wundbehandlung, zum Beispiel bei Hämorrhoiden.

Glykoside: Unter Glykosiden versteht man pflanzliche Verbindungen, die durch die Reaktion von Alkoholen, Aminosäuren und Phenolen mit Zuckermolekülen entstehen. Bereits kleinste Mengen von Glykosiden weisen einen hohen Wirkungsgrad auf. In verschiedenen Heilmitteln werden sie unter anderem zur Stabilisierung des Kreislaufs sowie als Inhaltsstoff mehrerer Herzmittel verwendet.

Außer im Holunder, in dem der Glykosidanteil relativ gering ist, ist diese Substanz vor allem in der Primelwurzel, in der Faulbaumrinde und im Fingerhut enthalten. Die Wirkung allerdings muß je nach Pflanze differenziert betrachtet werden. Verantwortlich dafür ist die Frage, mit welchem Element (zum Beispiel Alkohol oder Aminosäure) das Zuckermolekül reagiert.

Kalium: Kalium ist für den körpereigenen Haushalt ein extrem wichtiger Be-

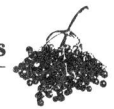

standteil. Der Mineralstoff ist an der Herz- und Nervenarbeit ebenso beteiligt wie an der Aktivierung der Muskulatur, an der Regulierung des Wasserhaushaltes und an der Steuerung der Körpersäfte. Kalium ist notwendig für das Säure-Basen-Gleichgewicht. Da Kalium viele Enzymsysteme anregt, wird auch der Umwandlungsprozeß von Zucker in Energie gefördert. Einen Kalium-Überschuß hat niemand zu befürchten, denn rund 95 Prozent dieses Stoffes werden nach getaner Arbeit vom Körper wieder ausgeschieden. Ein Kaliummangel allerdings ist heutzutage ein relativ weitverbreitetes Problem. Grund dafür ist unter anderem die regelmäßige Einnahme bestimmter Abführmittel oder einiger Tabletten gegen Herzbeschwerden. Auch unsachgemäße Diäten oder der ständige Konsum von sogenanntem „Fast food" impliziert Kaliummangel. Eine unzureichende Versorgung mit Kalium kann Muskelschwäche, das Absinken des Blutdrucks, Störungen der Herztätigkeit wie auch Appetitlosigkeit verursachen. Eine Holundersaftkur kann dagegen Abhilfe schaffen, denn in einem Liter sind immerhin rund 30 Milligramm Kalium enthalten.

Kalzium: Kalzium ist eine der wichtigsten Substanzen unseres Körperhaushaltes. In 500 Gramm Holunderbeeren sind rund 175 Milligramm Kalzium enthalten, auf einen Liter Holundersaft entfallen immerhin noch etwa 50 Milligramm. Die Funktionen des Kalziums reduzieren sich keineswegs auf die Festigkeit von Zähnen und Knochen. Im gesamten Stoffwechsel nimmt diese Substanz, die im Körper vor allem mit Hilfe des fettlöslichen Vitamins D_3 (Calciferol) verarbeitet wird, eine wichtige Rolle ein. Sie ist mitverantwortlich für die Blutgerinnung und die Wundheilung, sie ist außerdem wichtig für die Weiterleitung der Nervenimpulse auf die Muskelzellen, sie unterstützt zahlreiche Enzyme bei ihren diversen Aufgaben und fördert bei Jugendlichen ein gesundes Wachstum. Anzeichen für Kalziummangel können das verstärkte Auftreten von Allergien, Migräne, Durchblutungsstörungen oder unvermittelte Wadenkrämpfe sein. Eine unzureichende Versorgung mit Kalzium könnte auch zur Entkalkung der Knochen und zu Zahn-, Haar- oder Nagelschäden führen. Für Frauen gilt, daß sich der Kalziumbedarf vor allem in der Regelzeit deutlich erhöht.

Phosphor: Phosphor ist ein wichtiger Bestandteil der Knochen und Zähne, außerdem ein Baustein der Körperzellen und wirkt als eine Art Transporteur für viele lebenswichtige Substanzen durch die Zellmembran. Auch ist Phosphor wichtig für die Energiegewinnung. Das bekannteste Phosphatid ist Lecithin, das in Holunderbeeren in vergleichsweise reichlichem Maße vorhanden ist. Vor allen Dingen Knochen und Zähne sind auf diesen Mineralstoff dringend angewiesen, doch auch bei geistigen wie körperlichen Erschöpfungszuständen wird

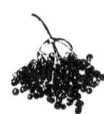

häufig eine Lecithinkur empfohlen. Unser Körper kann nur etwa 50 Prozent des in der Nahrung enthaltenen Phosphors aufnehmen, so daß Sie durchaus auf eine ausreichende Versorgung achten sollten. Schließlich kann ein Phosphormangel auch den Kalziumstoffwechsel negativ beeinflussen. Es könnte im Einzelfall zu Knochenverformungen oder gar Wachstumsstörungen kommen.

Phosphor und Kalzium arbeiten im übrigen auch bei der Steuerung spezieller Hormone, die in der Nebenschilddrüse produziert werden und die mentale Fitneß fördern, eng zusammen. 100 Gramm Holunderbeeren enthalten etwa 50 Milligramm Phosphor. Betrachtet man diese Menge, so kann man noch von einer unbedenklichen Phosphorzufuhr sprechen. Würde man jedoch innerhalb eines Tages ein drei- oder vierfaches dieser Menge zu sich nehmen, so kann es durchaus zu einem Phosphorüberschuß und damit zu erhöhter Aggressivität kommen. Um Ihren Phosphorhaushalt auszugleichen, sollten Sie deswegen nicht unbedingt zu den Beeren greifen, sondern lieber zum gepreßten Saft.

Sambunigrin: Auf Grund des Inhaltsstoffes Sambunigrin sei an dieser Stelle ausdrücklich vor dem Verzehr roher oder unreifer Holunderbeeren (Schwarzer Holunder) gewarnt. Das Glukosid nämlich ist cyanogen – besitzt also die Fähigkeit, unter bestimmten Voraussetzungen Blausäure zu produzieren. Beim Essen einer Handvoll roher Beeren käme es somit zwar nicht unbedingt zu einer Gefährdung von Leib und Leben, doch würde Ihnen zumindest starke Übelkeit drohen. In fertigem Holundersaft ist in der Regel zwar Sambunigrin enthalten, da auch zuweilen unreife Beeren mitverarbeitet werden, doch ist der Anteil von 0,0001 Prozent Blausäure pro Liter derart gering, daß er vollständig vernachlässigt werden kann. Auch in Holunderblüten ist Sambunigrin enthalten, wenngleich in geringsten Spuren.

Unbedenklich können unter anderem Suppen oder Eingemachtes mit Holunder genossen werden, da die dafür verwendeten Holunderbeeren erhitzt, gekocht oder gegart werden und Sambunigrin durch Hitzeeinwirkung zerfällt.

Saponine: Saponine (von lateinisch „sapo" – Seife), darunter versteht man pflanzliche Glykoside, die mit wäßriger Lösung stark schäumen. Im Vergleich zu Seife sind sie aber chemisch weitaus komplizierter zusammengesetzt. Diese Inhaltsstoffe (zu finden in Holunderblüten) wirken vor allem schleimlösend und erleichtern das Abhusten.

Vitamine: Vitamine sind für unseren Organismus lebenswichtige Substanzen, die über die Nahrung aufgenommen werden. Holunder, insbesondere der Saft aus Holunderbeeren, liefert lebenswichtige essentielle Nährstoffe: B-Vitamine haben eine zentrale Rolle im Energiestoffwechsel und fördern die Funktion

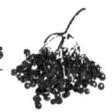

von Muskeln und Nerven. Zusammen mit Vitamin C stärken sie die Abwehrkräfte. In Beeren sind die Vitamine B_1 (Thiamin) und Vitamin B_2 (Roboflavin) enthalten. Vitamin C zählt neben Vitamin E und Beta-Carotin zu den sogenannten „antioxidativen" Vitaminen, die „freie Radikale" entschärfen. Diese aggressiven Sauerstoffteilchen spielen eine entscheidende Rolle bei der Entstehung von Arterienverkalkung und Herzinfarkt. Im Vergleich zu anderen Fruchtsäften (zum Beispiel Apfelsaft) ist der Vitamin-C-Gehalt in Holundersaft mit 260 mg pro Liter überaus bemerkenswert. Anhaltende Müdigkeit, Leistungsminderung oder auch Konzentrationsschwäche können ein Fingerzeig auf einen möglichen Vitamin-C-Mangel sein.

Zucker: Fruchtzucker (Fructose) und Traubenzucker (Glucose) sind die leicht verfügbaren Energielieferanten aus der Holunderbeere. Im Gegensatz zu anderen Zuckerarten geht dieser Zucker unverändert direkt ins Blut und steht deshalb schon kurz nach der Aufnahme Organen, Nerven und Muskeln für deren mannigfaltige Aufgaben als Brennstoff zur Verfügung. Wichtig für Diabetiker: Holunderbeersaft ist nahezu frei von Saccharose und eignet sich daher zur Herstellung von Diabetikerprodukten.

Holundersaft als Vitamin- und Mineralstofflieferant

Holundersaft wird besonders wegen seiner Kombination aus geschmacklichen Vorzügen und gesunden Inhaltsstoffen sehr geschätzt. Als wichtiger Vitamin- und Mineralstofflieferant weist er nachweislich folgende Mengen pro Liter Saft auf (Quelle: Schmidt, Joachim: Holunderanbau, Leopold Stocker Verlag, Graz-Stuttgart, 1987):

Vitamin C . . . . (260 mg)
Nicotinamid . . . . (40 mg)
Pantothensäure . . . . (2 mg)
Vitamin B_6 . . . . (1 g)
Vitamin B_2 . . . . (0,6 mg)
Vitamin B_1 . . . . (0,3 mg)
Folinsäure . . . . (0,06 mg)
Biotin . . . . (0,007 mg)

ferner:
Kalium . . . . (30 mg)
Phosphor . . . . (0,5 g)
Kalzium . . . . (50 mg)
Natrium . . . . (5 mg)

sowie:
Mineralstoffe . . . . (8 g)
Eiweiß . . . . (20 g)
Kohlenhydrate . . . . (75 g)
Wasser . . . . (865 g)

Holunder – richtig geerntet und verarbeitet

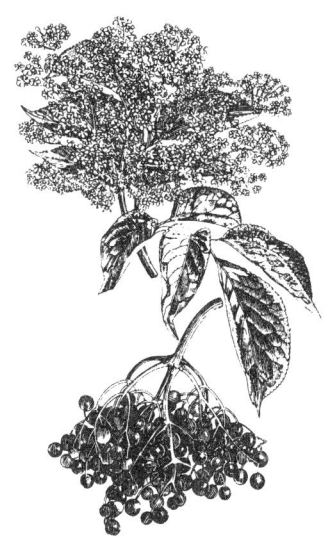

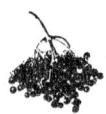

Wenn Sie im Frühjahr oder Herbst bei einem Spaziergang an einem Schwarzen Holunderstrauch vorbeikommen, verweilen Sie einmal einen kurzen Moment. Treten Sie näher – riechen Sie an den frisch entfalteten Blüten, fühlen Sie die zartgrünen Blätter oder staunen Sie über die herbstliche Pracht glänzender blauschwarzer Beeren, die üppig an unzähligen Dolden hängen. Doch Sambuca nigra ist mehr als nur ein Erlebnis für die Sinne: In der Naturapotheke, in der Schönheitspflege wie auch in der Küche entfalten sich die mannigfaltigen Eigenschaften des Schwarzen Holunders auf wunderbare Weise.

Im Gegensatz zu seinem „großen" Verwandten hat z.b. der Zwergholunder (Attich) zu Heilzwecken hauptsächlich seine weißliche Wurzel zu bieten, aus deren getrockneten und geschnittenen Teilen ein Tee angesetzt werden kann. Beim Roten Holunder eignen sich die Beeren zur Herstellung von leckeren Marmeladen oder köstlichen Säften.

Wenden wir uns aber wieder dem Schwarzen Holunder zu, der uns, wild wachsend oder kultiviert, als wahres Multitalent begegnet. In der natürlichen Heilkunde spielt diese Holunderart nicht zuletzt deshalb eine so bedeutende Rolle, weil nahezu alle ihre Pflanzenteile verarbeitet werden können. Wenn also bei den Ernte- und Verwendungstips auf den nächsten Seiten von Holunder die Rede ist, bezieht sich dies, wenn nicht anders angegeben, stets auf den Schwarzen Holunder. Damit Blüten, Beeren oder Rinde auch ihre heilende Wirkung entfalten, ist es überaus wichtig, zu welcher Jahres- oder gar Tageszeit die einzelnen Pflanzenteile gesammelt, wie sie getrocknet und in welcher Dosierung sie angewendet werden.

Einige Grundregeln für das Sammeln, Trocknen und Aufbewahren entsprechender Pflanzendrogen seien deshalb noch vorausgeschickt: Wenn Sie, am besten mit einem Weidenkorb gerüstet, Blätter, Beeren oder Blüten des Holunder ernten möchten, achten Sie zunächst auf den Standort des Strauches. Was an Straßen- oder Wegrändern steht, ist durch die Verschmutzung von Abgasen und Staub natürlich tabu. Auch Holunder, der an Rändern von gedüngten Äckern und Wiesen wächst, sollten Sie links liegen lassen. Richten Sie Ihr Augenmerk auf das makellose, gesunde Aussehen der Pflanzenteile – Schimmel, Pilze oder angefressene Blätter weisen eindeutig auf eine Erkrankung oder Schädlingsbefall hin und dürfen keinesfalls aufbereitet werden. Auch das Wetter und die Tageszeit spielen beim Sammeln und Ernten der einzelnen Pflanzenteile eine bedeutende Rolle: Wenn es regnet, neblig ist oder der morgendliche Tau noch auf den Wiesen liegt, können Sie getrost zu Hause bleiben. Führen Sie Ihre Erntezüge ausschließlich bei trockenem Wetter, am besten am späten Vormittag oder um die Mittagszeit durch.

Es ist ratsam, vor dem Streifzug durch Wald und Flur einen Pflanzenführer mit-

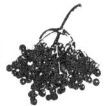

zunehmen, in dem Sie im Zweifelsfall nachschlagen und vor Ort die Pflanze bestimmen können. Sicher – der Schwarze Holunder und der Zwergholunder mögen im Vergleich zu anderen Heilpflanzen leicht zu unterscheiden sein – aber vergewissern Sie sich lieber, bevor Sie die Blütendolden, Beeren oder Blätter pflücken. Achten Sie beim Ernten darauf, daß der Holunder nicht verletzt wird. Nehmen Sie nur so viele Pflanzenteile mit, wie Sie auch verarbeiten möchten. Zum Trocknen legen Sie diese – das gilt besonders für die Blüten – niemals in die pralle Sonne oder an einen allzu warmen Platz. Schattig und mäßig warm sollte der Ort sein, an dem Sie Blüten, Blätter, Wurzeln, Rinde oder gelegentlich auch Beeren auf einem Zeitungspapier zum Trocknen auslegen. Die Teile dürfen dabei nur locker gestreut und niemals dicht aufeinander aufliegen. Es ist ratsam, während des Trockenvorgangs die Pflanzenteile mehrmals umzuwenden, damit sie rundum trocken werden. Die getrockneten Blätter, Blüten oder anderen Teile werden in unbeschädigtem Zustand in geeigneten Behältnissen aufbewahrt und erst vor dem Aufbereiten klein geschnitten.

Blüten

Blüten und Früchte des Holunders sammelt und erntet man natürlich in der Blüte- beziehungsweise Reifezeit. Für die eifrigen Pflücker frischer Holunderblütendolden bedeuten deshalb die Monate Mai bis Juli Hochsaison. Altem Volksglauben nach verfügen Holunderblüten, die an einem speziellen Tag, nämlich dem Johannistag (24. Juni), geerntet werden, über wundersame Heilkräfte.

Die Blüten, fachmännisch „Sambuci Flos", werden nur bei trockenem Wetter, nach Möglichkeit an einem sonnigen Tag zur Mittagszeit oder nachmittags gesammelt, weil die Blüten dann den höchsten Gehalt an ätherischen Ölen aufweisen. Holunderblüten enthalten ferner Gerb- und Schleimstoffe, viel Vitamin C, Glykoside mit schweißtreibender Wirkung, Flavone, Cholin und Rutin mit vitaminartiger Wirkung sowie Harz, Zucker, Fruchtsäuren und Saponinen.

Sie können sich die Erntearbeit wesentlich erleichtern, indem Sie die Blüten nicht einzeln, sondern den kompletten Blütenstand mit einer Schere abschneiden. Es ist ratsam, die Blütendolden vor Ort bereits auf mögliche „Bewohner" wie Käfer zu untersuchen und die Dolden kurz durchzuschütteln. Sie können die Dolden gebündelt zum Trocknen aufhängen oder in einem mit Zeitungspapier ausgelegten Weidenkorb ausgebreitet trocknen. Die angetrockneten kleinen Blüten lassen sich anschließend mühelos abrebeln und nochmals nachtrocknen.

Achten Sie darauf, daß Sie die Blüten nicht praller Sonne – diese zieht nur das wertvolle ätherische Öl aus den Blüten – oder allzu großer Wärme aussetzen. Ein luftiger, schattiger Platz, beispielsweise

auf dem Dachboden, wäre ideal. Die getrockneten Blüten bewahren Sie am besten in gut verschließbaren, luftdichten Gläsern auf. Sie sollten allerdings innerhalb eines Jahres verarbeitet werden. Das Trocknen sollte rasch und schonend geschehen, um die Wirkstoffe nicht zu zerstören. Das gilt übrigens auch für die anderen Pflanzenteile des Holunders, die Sie im getrockneten Zustand verarbeiten möchten. Zur Herstellung von erfrischenden Getränken wie Holunderlimonade oder -sekt oder der köstlichen Holunderküchlein empfiehlt es sich, frische, duftende Holunderblüten zu verarbeiten.

Zu Heilzwecken werden die Blüten unter anderem als Tee – einzeln oder als Kräutermischung – verwendet. Seine schweißtreibende, harntreibende wie auch blutreinigende Wirkung hat sich beispielsweise bei der Behandlung von Erkältungskrankheiten, Rheuma oder auch Hautunreinheiten bewährt. Entsprechende Rezepte hierfür haben wir für Sie in Kapitel „Holunderapotheke" zusammengestellt. Wenn nicht anders beschrieben, nehmen Sie zwei gehäufte Teelöffel getrocknete Holunderblüten und übergießen diese mit einem Viertelliter kochenden Wassers. Lassen Sie diese Mischung zehn Minuten ziehen und filtern danach die Blüten ab. Für eine Schwitzkur gegen Fieber, Grippe oder Erkältungskrankheiten empfiehlt es sich, zwei bis drei Tassen so heiß wie möglich schlückchenweise zu trinken. Bei rheumatischen Beschwerden ist es ratsam, ei-

ne Trinkkur bestehend aus drei Tassen über den Tag verteilt durchzuführen.

Daß sich mit und aus Holunderblüten auch allerlei Gaumenfreuden zubereiten lassen, können Sie in Kapitel „Holunder à la carte" nachlesen. Nebenwirkungen, beispielsweise bei Tee von Holunderblüten, sind nicht bekannt. Das setzt allerdings voraus, daß die in den Rezepten angegebene Dosierung genau eingehalten wird.

Beeren

Im Herbst können Sie die vollreifen Beeren des Schwarzen Holunders (Sambuci Fructus) abernten. Unreife, am besten auch überreife Beeren bleiben stehen, da sie entweder nicht genießbar oder zur Verarbeitung zu Eingemachtem oder Getränken nicht mehr geeignet sind. Am besten Sie pflücken die Beeren nachmittags, wenn sie buchstäblich „in vollem Saft und Stärke" stehen. Sie können sich die Pflückarbeit erleichtern, wenn Sie die Beeren – wie die Blüten – in ganzen Dolden mit der Schere abschneiden. Empfehlenswert für die Ernte, den Transport und die kurze Zwischenlagerung sind Weidenkörbe, in denen Holunderbeeren locker und luftig liegen können. Ein Tip: Ernten Sie nur so viele Früchte, wie Sie noch am gleichen Tag (spätestens am nächsten Morgen) verarbeiten können. Da frisch gepflückte Holunderbeeren schnell zu gären beginnen, sollten sie schnellstmöglich, beispielsweise zu Saft, Marmelade oder Kompott, verarbeitet werden.

Die Frucht zeigt sich zur Erntezeit glänzend schwarz-violett bis tiefschwarz. Wenngleich reich an Vitaminen und Mineralstoffen, sollten Sie die Früchte niemals roh verzehren, da sie – wie der ungekochte Saft aus Holunderbeeren oder unzureichend erhitzte Früchte – Übelkeit, Erbrechen und Durchfall verursachen können. Unreife Beeren haben eine leicht toxische Wirkung. Im gegarten oder leicht gekochten Zustand dagegen sind Holunderbeeren bekömmlich. Durch Erhitzen nämlich wird der in den Beeren enthaltene Giftstoff Sambunigrin unschädlich gemacht. Wohlschmekkend und gesund, haben sie eine erfrischende, kräftigende wie auch das Immunsystem stärkende Wirkung. Schonend verarbeitet, bleiben in den voll ausgereiften Beeren auch die guten Inhaltsstoffe weitgehend erhalten, so zum Beispiel ätherische Öle, Fruchtsäuren, Bitterstoffe, Gerbsäure, Zucker und die Vitamine A, B_1, B_6 und Vitamin C.

Der Saft von Holunderbeeren bildet die Basis, auf der die meisten Rezepte mit Beeren hergestellt werden. Sie können ihn entweder mit dem Dampfentsafter oder mit einem Mulltuch gewinnen. Zur Herstellung im Dampfentsafter verteilen Sie die gewaschenen und entstielten Beeren auf dem Siebeinsatz des Entsafters, entsaften laut Anleitung mit oder ohne Zucker und füllen den so gewonnenen Saft sofort in gut verschließbare

Flaschen ab. Wenn Sie keinen Entsafter zur Hand haben, bringen Sie die gewaschenen und entstielten Beeren mit etwas Wasser zum Kochen, lassen sie etwas abkühlen und füllen sie anschließend in ein feines Sieb um, das auf einen Topf oder ein anderes Gefäß aufgesetzt ist. Der so gewonnene Saft wird nochmals kurz aufgekocht und danach in Flaschen abgefüllt. Trinkfertig ist er in Reformhäusern erhältlich.

Zu Heilzwecken können die reifen Früchte als Saft, Wein oder als Mus verwendet werden. Als leckeres Mus beispielsweise versprechen sie Linderung bei Entzündungen des Darms, bei Neuralgien, Ischias und haben sich zudem als blutreinigendes Mittel bewährt. Holunderwein wirkt normalerweise regulierend auf die Verdauung, löst Darmkoliken, fördert den Appetit und stärkt den Kreislauf.

Blätter

Holunderblätter, die Sie in der natürlichen Hausapotheke verwenden möchten, können Sie von April bis Oktober – am besten nachmittags – ernten. Getrocknet werden die jungen zartgrünen Blätter an der Luft. Zur Herstellung von Tees empfiehlt es sich, die Blätter dafür zuerst zu fermentieren. Unter Fermentation (von lateinisch „fermentare", das heißt „gären lassen") versteht man die Bildung von Gärungsfermenten, so zum

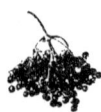

Beispiel bei der Aufbereitung von Tabak oder Tee. Legen Sie dafür frisch gepflückte Holunderblätter großzügig auf Backpapier aus und lassen sie – etwa einen Tag lang – welken, aber nicht trocknen. Anschließend werden die Blätter zerrieben und etwa zwei Finger hoch in eine Schüssel geschichtet. Bedecken Sie die Blätter mit einem feuchten Tuch und stellen die Schüssel einen weiteren Tag lang an einen warmen Ort. Sobald die Blätter gleichmäßig braun werden, schieben Sie diese in den Backofen und lassen sie bei 40 °C trocknen. Während des Trockenvorgangs sollte die Backofentür einen kleinen Spalt offen sein.

Blätter und die nachstehend beschriebene Rinde sind Pflanzenteile des Holunders, die Sie vorsichtig verwenden sollten. Bei Empfindlichkeit oder einer leichten Überdosierung kann es schnell zu einer Magen- und Darmreizung kommen. Bei richtiger Dosierung kann ein Tee von Holunderblättern entwässernd, harntreibend, verdauungsfördernd oder lindernd bei Rheumatismus wirken. Wegen seiner blutreinigenden Eigenschaft kann Holunderblättertee auch anderen Blutreinigungstees zugesetzt werden. Als Arznei verwendet, kennt man für die Holunderblätter die Fachbezeichnung „Sambuci Folium". Die Blätter werden innerlich für Blutreinigungskuren, gegen Rheuma und Gicht oder auch harten Stuhlgang verwendet. Äußerlich kommen Holunderblätter unter anderem als Umschlag bei Verbrennungen, Insektenstichen und Wunden zum Einsatz.

Wenn im Rezept nicht anders ausgewiesen, übergießen Sie für eine Tasse Holunderblättertee einen Teelöffel Blätter mit einer Tasse kalten Wassers, erhitzen diesen Aufguß bis zum Siedepunkt und filtern dann sofort die Blätter ab.

Rinde

Holunderrinde, fachmännisch „Sambuci Cortex" genannt, ist reich an Gerbstoffen, Alkaloiden und abführendem Harz. Benötigen Sie für ein Rezept die Rinde des Holunders, so schälen Sie dafür nur die jungen Zweige, nicht die stark riechende, warzige Rinde älterer Zweige und Äste. Es empfiehlt sich, Rinden im Frühjahr abzuschälen. Wie die anderen Pflanzenteile wählen Sie zum Trocknen der Rinde einen trockenen, schattigen und mäßig warmen Platz.

Grüne Rinde kann sowohl äußerlich (durch Auflegen) wie auch innerlich verwendet werden. Innerlich beispielsweise als Tee eingenommen, kann grüne Rinde bei falscher Dosierung allerdings mehr schaden als nutzen. Die frische, grüne Rinde wirkt brechreizerregend und harntreibend – die innere, ebenfalls grüne Rinde älterer Zweige in mäßiger Dosierung als Abführmittel.

Ein Tee von Holunderrinde ist ein bewährtes, wenngleich sorgfältig einzusetzendes Hausmittel mit harntreibender und verdauungsfördernder Wirkung. In der Regel wird ein Tee aus zwei gestrichenen Teelöffeln getrockneter Rinde hergestellt, die mit einem Viertelliter kalten Wassers angegossen und dann bis zum Siedepunkt erhitzt wird. Abgeseiht, wird der Tee so warm wie möglich schlückchenweise getrunken.

Wie in den Blättern des Schwarzen Holunders, so sind auch in der Rinde giftige Blausäureelemente enthalten. Die richtige Dosierung ist deshalb sehr wichtig. Anders als bei der Verwendung von Holunderbeeren oder -blüten in der Küche kann und darf bei der medizinischen Verwendung von Pflanzenteilen des Holunders nicht experimentiert werden. Denn: Was die Natur an heilkräftigen Substanzen zur Linderung von Beschwerden oder zur Heilung von Krankheiten zu bieten hat – in den falschen Händen kann sich dies auch ins Gegenteil kehren.

Im Kapitel „Holunderapotheke" erfahren Sie, wie die Rinde zur unterstützenden Behandlung bei Blasenentzündung, Fettsucht, geschwollenen Beinen, Rachen- und Kehlkopfzündungen oder Verstopfung verwendet werden kann.

Wurzeln

Im speziellen Fall des Zwergholunders oder Attichs liegt seine Heilkraft vor allem in der weißlichen Wurzel (Ebuli Radix). Alle anderen Pflanzenteile – vor allem die Beeren – werden nur gelegentlich verwendet. Auch die Wurzel der am häufigsten in der Volksmedizin verwendeten Holunderart, die des Schwarzen Holunders, wird gern und oft zur Linderung von zahlreichen Beschwerden eingesetzt. Die Droge ist reich an Gerbstoffen, ätherischen Ölen, Zucker und Bitterstoffen. In ihrer Wirkung ist die Holunderwurzel abführend und stärker harntreibend als die Blätter des Schwarzen Holunders.

Es empfiehlt sich, Wurzeln im Frühjahr oder im Herbst nach dem Abblühen zu sammeln. Wie die Blüten sollten die Wurzeln am besten am Vormittag ausgestochen werden, da sie zu diesem Zeitpunkt am gehaltvollsten sind. Ideal: Graben Sie die Wurzeln dann aus, wenn ihr Platz noch im Schatten liegt. Achten Sie darauf, daß die Wurzeln voll entwickelt sind. Erdreste, die noch an der Wurzel haften, werden unter fließendem Wasser mit einer nicht zu harten Bürste entfernt. Wie alle Pflanzenteile des Holunders werden auch die Wurzeln zum Trocknen großzügig auf Tüchern oder Papier ausgelegt. Auf einen Nachteil bei der Verwendung von Holunderwurzeln sei an dieser Stelle hingewiesen: Durch das Ausgraben von Wurzeln kann der Holunderstrauch empfindlich verletzt, im schlimmsten Fall sogar zunichte gemacht werden. Es ist deshalb sehr wichtig, daß nur ein Teil im Wurzelbereich freigelegt und lediglich die Menge ausgegraben wird, die Sie auch verarbeiten. Sie können aber auch ganz auf Holunderwurzel verzichten, da die anderen Pflanzenteile des Schwarzen Holunders

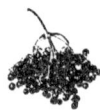

die Heilkraft der Wurzel durchaus ersetzen können.

Die Absprache und Zustimmung Ihres Arztes vorausgesetzt, halten Sie sich deshalb bei den Rezepturen mit Holunderwurzel – das gilt übrigens auch für die Zubereitung von anderen Pflanzendrogen – an die angegebene Menge, Prozedur und Dosierung. Wenn das Rezept keine andere Zubereitung ausweist, geben Sie zwei Teelöffel der geschnittenen Wurzel in einen Topf, übergießen die Pflanzendroge mit einem Viertelliter kalten Wassers und erhitzen diese Mischung, bis der Siedepunkt erreicht ist. Filtern Sie die geschnittene Wurzel aus der Flüssigkeit. Von diesem Tee trinken Sie maximal zwei Tassen pro Tag.

Holunderschwamm

Der Holunderschwamm zählt zu den Besonderheiten in der Volksmedizin. Es gehört schon ein wenig Routine dazu, diese meist nur auf sehr alten Holunderstämmen wachsende Pilzart auszumachen. Seit alters auch unter der volkstümlichen Bezeichnung „Judasohr" bekannt, zählt der Holunderschwamm zu den Basidienpilzen und wird wegen seines Gehalts an Barosin, Fetten und Mikose geschätzt. Bewährt hat sich dieses alte Hausmittel bei überanstrengten und entzündeten Augen. Der Fruchtkörper, gereinigt und eingeweicht, dient als Augenauflage.

Wissenswertes über die Zubereitung von Heilpflanzen

Angesichts der Fülle an Anwendungen mit Heilkräutern lassen sich die Pflanzenteile natürlich auch auf mannigfaltige Weise konservieren, verarbeiten und zubereiten. Unterteilt werden muß hierbei zunächst in innerliche wie in äußerliche Anwendungen. Tees, Tinkturen und Tropfen beispielsweise wären demnach der ersten Kategorie, diverse Heiltees (ungesüßt), Öle, Salben oder Badezusätze der zweiten zuzuordnen. Je nach Rezeptur können zum Beispiel Heiltees pur oder in Kombination mit anderen Heilpflanzen gemischt, aus frischen oder getrockneten Zutaten zubereitet werden. Ob Sie sich nun bei der Auswahl eines Rezepts von Ihrem Geschmack oder der erwünschten Heilwirkung leiten lassen – achten Sie stets auf die richtige Zubereitung und die Dosierung, denn: Was uns die Natur an gesunden und wohlschmeckenden Kostbarkeiten zu bieten hat, kann durch unsachgemäßen oder übermäßigen Gebrauch wirkungslos oder zunichte gemacht werden – oder auch schaden. Am Beispiel Tee bedeutet dies, daß auch Angaben zur Wassertemperatur (mit kaltem, heißem, sprudelnd kochendem oder siedendem Wasser übergossen) oder Dauer des Ziehens genau eingehalten werden sollten.

Zu den gängigsten und im folgenden Rezeptteil dieses Buches aufgeführten

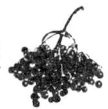

Zubereitungsarten zählen der Aufguß, die Abkochung (Absud), der Kaltauszug und der Sirup. Ein Likör von Holunderbeeren darf in dieser Aufzählung natürlich auch nicht fehlen. Zudem eignen sich Sirup, Weine und Liköre – eine sorgfältige Verarbeitung und Konservierung vorausgesetzt – hervorragend für die Vorratshaltung. Bei Aufgüssen, Abkochungen oder Auszügen empfiehlt es sich, eine dem Tagesbedarf entsprechende Menge vorzubereiten und zu verbrauchen, und eventuell anfallende Reste zwischenzeitlich an einen kühlen Platz zu stellen.

Aufguß

Beim Aufguß geben Sie die entsprechenden Pflanzenteile, so zum Beispiel getrocknete Blüten oder Blätter, in ein Gefäß und gießen siedendes Wasser über den Inhalt. Zugedeckt lassen Sie den Aufguß einige Minuten ziehen. Rühren Sie in dieser Zeit die angesetzte Mischung einige Male kräftig durch. Nach dem Ziehen filtern Sie die Pflanzenteile durch ein Sieb oder ein Mulltuch. Der Aufguß wird entsprechend der Rezeptanweisung kalt oder warm in angegebener Dosierung getrunken.

Abkochung

Eine Abkochung, besonders geeignet für die Zubereitung von härteren, zähen Pflanzenteilen wie Wurzeln oder Rinde, können Sie auf zweierlei Art herstellen:

Entweder Sie geben die Pflanzenteile in kochendes Wasser und lassen sie darin dann die angegebene Zeit bei geringer Wärmezufuhr abkochen. Anschließend nehmen Sie den Topf vom Herd und lassen die Abkochung etwa eine Viertelstunde auskühlen, bevor Sie sie durch ein Sieb filtern. Sie können die Pflanzenteile aber auch in kaltem Wasser ansetzen und diese Mischung zugedeckt langsam zum Kochen bringen. Die Kochzeit beträgt, wenn nicht anders angegeben, etwa zwei bis drei Minuten, danach lassen Sie die Pflanzenteile gegebenenfalls noch einige Minuten in der Flüssigkeit ziehen. Anschließend filtern Sie die Abkochung ab.

Kaltauszug

Der Kaltauszug bietet den Vorteil, daß die Pflanzendrogen über einen längeren Zeitraum schonend ausziehen können. Dazu werden die entsprechenden Pflanzenteile entweder in Wasser, Wein oder Alkohol in einem sorgfältig verschlossenen Glasgefäß – bei Zimmertemperatur – über einen gewissen Zeitraum (mindestens vier bis fünf Stunden) kalt angesetzt. Nach Ablauf der Ruhezeit wird der Inhalt gefiltert und in Flaschen umgefüllt.

Sirup

Für die Zubereitung von Sirup werden die Pflanzen mit so viel Wasser gekocht, wie sie „aufsaugen" können. Filtern Sie

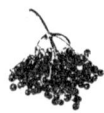

hernach den Extrakt und geben je nach Geschmack und Rezeptanweisung Zukker oder Honig hinzu. In der Regel muß der Saft danach nochmals aufgekocht werden. Füllen Sie den Sirup nach dieser Prozedur in gut verschließbare, der längeren Haltbarkeit wegen dunkle Flaschen um.

Tinktur

Tinkturen werden mit frisch gepflückten Pflanzenteilen und Alkohol angesetzt. Im Unterschied zu selbstgemachten Kräuterlikören und -weinen dürfen die Gefäße mit dem Ansatz nicht in der prallen Sonne stehen oder starker Wärme ausgesetzt werden. Stellen Sie das Gefäß deshalb an einen schattigen und mäßig warmen Platz. Den einzigen Aufwand, den Sie in der Ruhephase des Ansatzes betreiben müssen, ist, das Gefäß täglich einmal gründlich durchzuschütteln. Nach dem Abseihen empfiehlt es sich, die mit Alkohol getränkten Pflanzenteile noch einmal kräftig auszupressen und die so gewonnene Flüssigkeit dem Saft zuzugeben und das Ganze nochmals einige Tage ziehen zu lassen und abschließend erneut zu filtern. Die Tinkturen werden in erster Linie äußerlich angewendet, gelegentlich aber auch tropfenweise auf Zucker oder in Wasser verdünnt eingenommen.

Medizinalweine

Die sogenannten „Medizinalweine" werden je nach Rezeptur mit Pressäften (mittels eines Entsafters oder einer Saftpresse gewonnener Saft aus frischen Früchten) angesetzt und werden, wie es der Name schon sagt, zu Heilzwecken verwendet. Für Kinder sind diese Arzneiweine wegen ihres Alkoholgehalts nicht geeignet. Wie sich ohne großen Aufwand ein köstlicher Tropfen aus Holunderbeeren herstellen läßt, lesen Sie im großen Rezeptteil im Kapitel „Holunder à la carte".

Grundsätzlich gilt: Wenn Sie Blüten, Blätter oder Rinde vom Holunder getrocknet aufbewahren und später aufbereiten möchten, dann benutzen Sie anstelle von Metallgefäßen am besten Gefäße aus Porzellan oder Keramik. Dies gilt übrigens allgemein für die Zubereitung von Heilkräutern. Tees von bestimmten Pflanzenteilen sollten, außer in der Dosierungsempfehlung wird es anders angegeben, möglichst vor der Einnahme frisch – als Abkochung oder als Aufguß – zubereitet werden. Wenn Sie möchten, können Sie die Tagesmenge auf einmal zubereiten. Je nach Bedarf können Sie sich ein oder zwei Tassen abfüllen und den Rest gut zugedeckt an einem nicht allzu warmen Platz stehen lassen. Soll der Tee schlückchenweise warm getrunken werden, kann er auf dem Herd oder in der Mikrowelle kurz aufgewärmt werden. Wichtig: Kochen Sie den

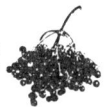

vorbereiteten Tee keinesfalls auf, weil sonst die Wirkstoffe im Tee zerstört werden. Die „Vorratshaltung" ist vor allem auch dann zweckmäßig, wenn Sie abends vor dem Zubettgehen wie auch bereits vor dem Frühstück eine Tasse Tee zu sich nehmen sollen. Die entsprechende Menge Tee wird einfach abends vorbereitet, eine Tasse getrunken sowie eine weitere für den Morgen aufbewahrt.

Auch für den äußerlichen Gebrauch werden Heiltees, wie im folgenden Kapitel „Holunderapotheke" aufgeführt, gern verwendet. Ungesüßt dienen sie unter anderem als Gurgelwasser (zum Beispiel bei Mandel- oder Rachenentzündungen), als Badezusatz für Sitzbäder (zum Beispiel gegen Hämorrhoiden) oder für die Herstellung von Kopfdampfbädern. Für feuchte Umschläge (zum Beispiel bei leichten Brandwunden) bereiten Sie beispielsweise einen Aufguß von Holunderblüten, tauchen ein – je nach der zu behandelnden Körperstelle entsprechend großes – Baumwoll- oder Leinentuch in die Flüssigkeit, wringen es danach aus und legen den feuchten Umschlag auf die betroffene Stelle. Es empfiehlt sich, um das feuchte Tuch noch ein trockenes zu wikkeln.

Daß sich die Dosierungen auf Erfahrungswerte stützen und auf keinen Fall verändert werden sollten, versteht sich von selbst. Auch die Einnahme größerer Trinkmengen kann nicht selten zu unerwünschten Nebenwirkungen wie Durchfall und Erbrechen führen. Besonders werdende Mütter sollten sich vor der

Einnahme mit ihrem Arzt absprechen, da manche Heilpflanzen abtreibend wirken können. Im speziellen Fall des Attich ist generell eine vorherige Absprache unerläßlich, da, wie eingangs schon erwähnt, der Zwergholunder gleichermaßen als Gift- wie auch als Heilpflanze gilt. Er ist deshalb nicht für die Selbstbehandlung geeignet.

Die Holunderapotheke

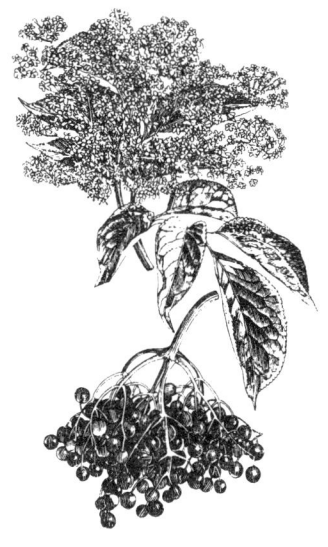

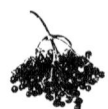

Johanniskraut stärkt die Nerven, Weißdorn kräftigt das Herz, Kamille wirkt beruhigend auf den Magen – nahezu für oder gegen alles scheint ein Heilkraut gewachsen. Meist von milder und fast immer nebenwirkungsfreier Kraft, macht man sich die pflanzlichen Heilmittel gerne bei der Behandlung von Alltagskrankheiten, zur Unterstützung der Langzeitbehandlung bei chronischen Erkrankungen, zur Steigerung der körpereigenen Abwehrkräfte wie auch bei vorbeugenden Maßnahmen gegen gesundheitliche Risikofaktoren zunutze.

Holunder darf im Reigen sanfter Naturmittel natürlich nicht fehlen. Ein altes Sprichwort besagt sogar: „Der Holunder ist der erste und beste Doktor der Welt." Sein hoher Stellenwert ist zweifelsohne durch die Vielfalt seiner Heilwirkungen begründet: Als altes Hausmittel mit in erster Linie schweißtreibender Wirkung bewährt sich Schwarzer Holunder bei allen Krankheitsbildern wie zum Beispiel Fieber und grippalen Infekten, bei der eine Schweißbildung und damit eine Entwässerung des Körpers erwünscht ist. Darüber hinaus zählen zu den Hauptwirkungsweisen des Holunders auch seine harntreibende, abführende, entzündungshemmende, schmerzlindernde wie auch immunsteigernde Wirkung, die man sich bei einer ganzen Liste von Heilanzeigen zu Nutze machen kann.

Unter bestimmten Voraussetzungen besitzt die Behandlung mit pflanzlichen Zubereitungen eine große therapeutische Vielfalt und eine sanfte Wirkung, und eignet sich deshalb auch zum längerfristigen Einsatz.

In Nordamerika gilt Holunder inzwischen als eine Art „Wundermittel" gegen Erkältungskrankheiten aller Art. Das klingt zwar schmeichelhaft für diese nützliche Zierde unseres Gartens, entspricht aber nicht unbedingt der Realität: auch diese Pflanze kann keine Wunder vollbringen. Sie ersetzt in keinem Fall den Gang zum Arzt, kann chronische Krankheiten nicht heilen und ist für Notfall- und Akutmedizin nicht geeignet. Die Fähigkeit, die zweifelsohne im Holunder steckt: Er wirkt bei den verschiedensten Krankheitsbildern und Beschwerden unterstützend für die Heilbehandlung und lindert in vielen Fällen die Symptome.

Auf den folgenden Seiten finden Sie etliche Heilanzeigen aufgelistet und die Behandlungsmöglichkeiten, die der Holunder im jeweiligen Zusammenhang bietet. Vorweg aber noch einige kurze, aber wichtige Hinweise: Rohe und unreife Beeren, Wurzeln, Blätter und vor allem die Rinde enthalten marginale Anteile an Blausäure. Diese sind – in kleinen Mengen – einem gesunden Körper zwar durchaus noch zuzumuten und rufen im Normalfall keine Vergiftungserscheinungen hervor, doch vor allem während der Schwangerschaft sollten Rinde und Wurzel des Holunders in jedem Fall gemieden werden. Dies gilt auch dann, wenn der Körper ausgezehrt und sehr geschwächt ist (vor allem bei Kindern). Wenden Sie deshalb keine

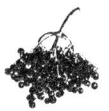

überlieferten Hausrezepte an, ohne vorher medizinischen Rat eingeholt zu haben.

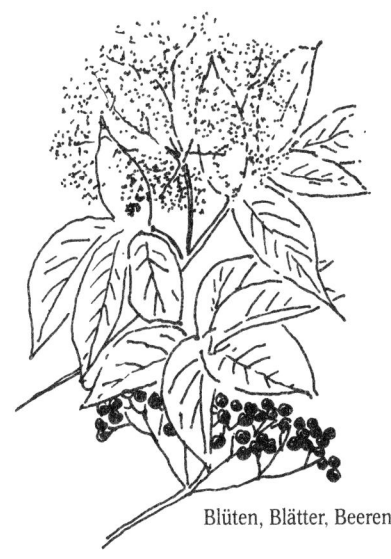

Blüten, Blätter, Beeren

Die universelle Heilkraft dieses im Volksmund auch „Wunderbaum" genannten Strauches entfaltet sich unter anderem in Tees von Holunderblüten wie auch in Holunderbeersaft und -mus. Eine Fülle von Rezepten und Anwendungen, für die überwiegend die Teile des Schwarzen Holunders verwendet werden, sind diesem populären und bodenständigen Strauch gewidmet. Bei der Lektüre der nächsten Seiten – beim Eintauchen in die Quelle alten Heilwissens – werden Sie den Holunder als besondere Naturarznei in der Hausapotheke kennenlernen. So hat sich – um nur einige der Anwendungsmöglichkeiten zu

nennen – der Teeauszug der Blüten als schweißtreibendes Mittel gegen Erkältungen bewährt, ebenso wie Rindentee gegen Blasenleiden oder auch getrocknete Beeren, die die Ausscheidung bei Nierenkranken fördern.

Fest steht, wie eingangs bereits erwähnt, daß Holunder ein sehr wirksames Mittel gegen Erkältungskrankheiten ist. Sollte sich die Erkältung jedoch nach einiger Zeit trotz der Einnahme von Holunderprodukten (Tees, Säfte, Mus) nicht bessern – als Faustregel gelten etwa drei bis vier Tage –, so ist ärztlicher Rat unverzichtbar. Folgende Symptome sollten auf keinen Fall auf die leichte Schulter genommen werden: Kreislaufstörungen, Krampfhusten, Erbrechen, Herzrasen oder Schmerzen im Stirn- oder Wangenbereich. Dies alles deutet darauf hin, daß eine „sanfte" Behandlung, die der Holunder in vorzüglicher Art vornehmen kann, nicht mehr ausreichend ist.

Bewährt hat sich Holunder aber auch in den Anfangsstadien der üblichen Kinderkrankheiten wie Masern und Windpocken als unterstützendes Heilmittel. Vor allem Holunderblütentee ist in dieser Phase empfehlenswert, da dieser das Ausschwitzen in massiver Weise begünstigt. Bei der Linderung rheumatischer Beschwerden oder Nervenschmerzen haben sich Holunderbeeren als probates Hausmittel erwiesen. Dennoch sei an dieser Stelle nochmals daran erinnert: Sollte ein Krankheitsbild, wie auch das eben erwähnte, nicht innerhalb weniger Tage eine deutliche Wendung zum Bes-

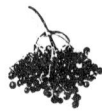

seren zeigen, ist der Gang zum Mediziner unvermeidlich.

Ob Blüten, Beeren, Blätter oder Rinde – die universelle Heilkraft des Holunders steckt in nahezu allen seinen Teilen, von denen heute jedoch vorwiegend die getrockneten Blüten als schweißtreibender Tee (beispielsweise gegen Erkältungskrankheiten) und die Beeren als Saft (z.b. gegen Ischiasschmerzen) Einzug in die Hausapotheke genommen haben. Vorweg eine kurze Übersicht über die wichtigsten Zubereitungsformen der Pflanzenteile des Holunders:

Aromatische Holundertees

Holunderblüten und -blättertee ist ein probates Hausmittel, um Erkältungen vorzubeugen, den Organismus zu stärken und die körpereigenen Abwehrkräfte zu mobilisieren. Bereiten Sie sich einen Tee aus Holunderblüten und trinken davon täglich zwei bis drei, am besten mit Honig gesüßte Tassen. Frühjahrs- und Herbstkuren mit Holunderblüten-Tees leisten einen wertvollen Beitrag zur Auffrischung und Stärkung Ihres gesamten Organismus. Die Abhärtung wird durch regelmäßige Bewegung an der frischen Luft, aber auch durch Wechselduschen, Wechselfußbäder, Wassertreten, Tautreten und Barfußgehen im feuchten Gras oder Schnee erreicht. Durch die kurmäßigen Anwendungen wird die Widerstandskraft des Körpers erhöht und die Durchblutung gefördert – kurzum: Sie fühlen sich fit und sind gegen mögliche Erkältungsattacken gut präpariert. Ist die Erkältung bereits im Anzug, hilft nur ein kräftiges Schwitzen.

Einfaches, unterstützendes Mittel ist auch ein ansteigendes Halb- oder Fußbad, bei dem man die Wassertemperatur von circa 35 °C durch Zugabe von heißem Wasser bis auf 40 °C steigert. Anschließend sollte man sich zum Schwitzen ins Bett legen und dazu eine Tasse Holundertee (wenn Sie abwechseln wollen, auch einmal Salbei- oder Lindenblütentee) trinken.

● *Tip:* Mit getrockneten Holunderblüten können Sie übrigens jeder beliebigen Teesorte (zum Beispiel schwarzem Tee) ein besonderes Aroma verleihen. Holunder harmoniert als Teemischung auch sehr gut mit folgenden Heilpflanzen: Birkenblätter (Wirkung harntreibend, blutreinigend), Brennnesselkraut (harntreibend, blutbildend), Fenchel (schleimlösend auf Atemwege, entkrampfend auf Magen und Darm), Hagebutten (reich an Vitamin C), Kamillenblüten (bei Magen-Darm-Problemen, entzündungshemmend), Löwenzahn (blutreinigend, harntreibend), Malvenblüte (reizlindernd auf die oberen Luftwege), Melissenblätter (bei Nervosität, appetitanregend), Pfefferminz (beruhigend, Magen-Darm-Bereich), Stiefmütterchenkraut (stoffwechselfördernd), Thymian (antibakteriell bei Bronchitis), Zinnkraut (harntreibend).

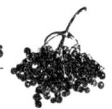
Rezept 1

*¹/₂ Teelöffel getrocknete
Holunderblüten*

¹/₂ Teelöffel Holunderblätter

125 ml Wasser · Honig

Die angegebene Menge Holunderblüten und -blätter reicht für eine Tasse Tee. Geben Sie hierzu die getrockneten Blüten und Blätter in eine Tasse, übergießen sie mit kochendem Wasser und lassen den Tee etwa eine Minute ziehen. Danach filtern Sie die Flüssigkeit durch ein Sieb und süßen den Tee nach Geschmack mit ein wenig Honig.

Rezept 2

*5 Holunderblätter, frisch oder
getrocknet*

1 große Tasse Wasser

Legen Sie die Blätter in einen Topf, übergießen sie mit kaltem Wasser und kochen sie im Wasser auf. Sobald die Blätter im Wasserbad kochen, nehmen Sie den Topf wieder vom Herd, lassen den Tee noch etwa eine Minute ziehen und filtern die Flüssigkeit dann durch ein Sieb. Wenn Sie möchten, können Sie den Tee mit ein wenig Honig süßen.

Rezept 3

3 Teelöffel Holunderblüten

250 ml Wasser

1 Teelöffel Honig

Geben Sie die Blüten in eine große Tasse und gießen kochendes Wasser darüber. Lassen Sie den Tee etwa zehn Minuten ziehen. Danach gießen Sie ihn durch ein Sieb in ein vorgewärmtes Teeglas und süßen nach Geschmack noch mit einem Teelöffel Honig.

Rezept 4

10 g Holunderblüten

10 g Schachtelhalm

10 g Brennesselblätter

10 g Löwenzahnwurzel mit Kraut

250 ml Wasser

Vermengen Sie die angegebene Menge Pflanzenteile, geben von dieser Mischung einen Teelöffel in eine Tasse und übergießen sie mit kochendem Wasser. Lassen Sie die Teemischung zehn Minuten ziehen, seihen danach ab und trinken den Spezialtee schlückchenweise.

Rezept 5

20 g Holunderblüten

10 g zerstoßene Fenchelfrüchte

10 g Sennesblätter

10 g Kamillenblüten

250 ml Wasser

Bereiten Sie aus den oben genannten Zutaten eine Teemischung. Zwei Teelöffel davon übergießen Sie mit kochendem Wasser, lassen den Tee zehn Minuten ziehen und filtern die Flüssigkeit danach durch ein Sieb.

Rezept 6

20 g Holunderblüten
15 g Huflattichblätter
5 g Fenchelfrüchte
1 Teelöffel Honig · 250 ml Wasser

Geben Sie einen Teelöffel dieser Mischung in eine Tasse und übergießen sie mit kochendem Wasser. Den Teemix zehn Minuten ziehen lassen, anschließend abseihen und mit einem Teelöffel Honig süßen.

Rezept 7

10 g Holunderblüten
20 g Schlehenblüten
10 g Brennesselblätter
40 g Birkenblätter · Wasser

Bereiten Sie aus den Blättern und Blüten eine Mischung, von der Sie einen Eßlöffel in eine Tasse geben, mit kochendem Wasser übergießen und zehn Minuten ziehen lassen. Nach dem Abseihen sollten Sie den Tee schlückchenweise so warm wie möglich trinken.

Rezept 8

10 g Holunderblüten
10 g Pfefferminzblätter
10 g Schachtelhalm
10 g Bohnenschalen
10 g Brennesselblätter
5 g Katzenpfötchen
5 g rotes Sandelholz · 250 ml Wasser

Bereiten Sie aus den oben genannten Pflanzenteilen eine Kräutermischung, von der Sie zwei Teelöffel in eine Tasse geben und kochendes Wasser darübergießen. Zehn Minuten ziehen lassen und danach durch ein Teesieb filtern. Trinken Sie diesen Tee schlückchenweise so heiß wie möglich.

Heißer Holundertee fördert die Schweißbildung und wird deshalb gern und oft für Schwitzkuren verwendet – ein Effekt, der Ihnen besonders bei der Behandlung einer fieberhaften Erkältung helfen kann. Fünf bis sechs kleine Tassen Blütentee täglich helfen unter anderem bei Erkrankungen der Atemwege, bei Grippe sowie bei Erkrankungen der Haut.

Rezept 9

Wenn Sie eine harntreibende Wirkung erzielen möchten, empfiehlt ein altes Hausrezept die folgende Mischung:

20 g getrocknete Holunderblüten
20 g getrocknete Ringelblumenblüten
20 g getrocknete Borretschblätter
20 g getrocknete Glaskrautblätter
20 g getrocknete Pfefferminzblätter
1500 ml Wasser

Bereiten Sie sich aus den getrockneten Blüten von Holunder und Ringelblumen sowie den getrockneten Blättern von Borretsch, Glaskraut und Pfefferminze

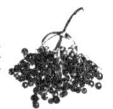
eine Mischung, die Sie in eineinhalb Litern Wasser etwa eine halbe Stunde lang kochen lassen. Danach filtern Sie den Tee durch ein Sieb.

Drei bis vier Tassen sind als Tagesmenge zu empfehlen.

Rezept 10

| 1 Eßlöffel Holunderblüten |
| 1 Tasse Wasser |
| Kandis oder Honig |

Für einen köstlichen Aufguß von Holunderblüten benötigen Sie einen Eßlöffel voll Holunderblüten, die Sie mit einer Tasse heißem Wasser aufbrühen und anschließend eine Viertelstunde ziehen lassen. Danach filtern Sie die Blüten ab. Wenn Sie möchten, können Sie den Aufguß noch mit Kandis oder Honig süßen. Empfohlene Tagesmenge: Täglich bis zu fünf Tassen – heiß getrunken.

Heiß aufgegossen entfaltet sich das in den Holunderblüten enthaltene ätherische Öl. Die Blüten werden als Tee zum Schwitzen und gegen Infektionskrankheiten, als Blutreinigungsmittel bei Hautunreinheiten wie auch gegen unangenehmen Körpergeruch verwendet. Als schweiß- und harntreibendes Mittel leistet der heiße Holunderaufguß besonders bei Erkältungskrankheiten, Fieber oder Grippe hervorragende Dienste.

„Beerenstarke" Medizin: Holundersaft

Rezept 1

| 2 kg Holunderbeeren |
| Schale einer unbehandelten Zitrone |
| 750 ml Wasser · 200 g Zucker |

Die Beeren werden zunächst gründlich gewaschen, entstielt und danach abgetropft. Geben Sie die Beeren mit der Schale einer unbehandelten Zitrone in einen Topf, füllen mit einem Dreiviertelliter Wasser auf und kochen die Beeren im geschlossenen Topf so lange, bis sie platzen. Nach dem Auskühlen füllen Sie die Holunderbeeren in ein mit einem Mulltuch ausgelegtes Sieb, das auf ein Gefäß aufgesetzt ist, und lassen sie abtropfen. Der so gewonnene Saft wird mit Zucker vermengt, erhitzt und zwei bis drei Minuten gekocht. Füllen Sie den heißen Saft in vorgewärmte Flaschen, die sofort verschlossen werden. Das Vorwärmen der Flaschen ist wichtig, um ein Platzen der Flaschen durch Abfüllen heißer Flüssigkeit zu verhindern.

Gönnen Sie sich – besonders im Winter – zur Stärkung der körpereigenen Abwehrkräfte jeden Tag oder nach Bedarf ein bis zwei Gläschen Holunderbeersaft. Bei Erkältungsbeschwerden wie zum Beispiel Schnupfen oder Heiserkeit empfiehlt es sich, den Saft vor Gebrauch zu erhitzen und möglichst warm mehrere Tassen tagsüber schlückchenweise zu trinken. Heiß getrunken ist der vitaminreiche Holunderbeersaft vor allem bei Erkältungskrankheiten ein gleichermaßen heilsames wie wohlschmeckendes Getränk.

Rezept 2

5 kg vollreife Holunderbeeren
500 ml Wasser
Zucker oder Kandis
(etwa 250 g je 1 l Saft)
2 Zimtstangen · 4 Nelken
1 Stück Ingwer, frisch oder getrocknet

Geben Sie die – am besten – vollreifen Holunderbeeren samt Dolden in ein Waschbecken und reinigen sie gründlich. Die nach dem Entsaften gewonnene Flüssigkeit muß, bevor sie mit Zucker und Gewürzen versetzt und aufgekocht wird, gewogen werden. Als Richtschnur gilt: Auf 1 Liter Saft geben Sie – je nach Geschmack – etwa 250 Gramm Zucker. Kochen Sie Zucker, Gewürze und Saft erneut auf und schäumen die Flüssigkeit ab. Die Flaschen, in die der kochend heiße Saft abgefüllt wird, sollten vorgewärmt sein. Achten Sie darauf, die Flaschen sofort nach dem Abfüllen gründlich zu verschließen.

Rezept 3

4,5 kg Holunderbeeren
500 g Äpfel
einige Salbeizweige
Zucker oder Honig nach Geschmack

Die Holunderbeeren werden gründlich abgebraust, entstielt und auf einem Küchentuch abgetrocknet. Dann schneiden Sie die gründlich gewaschenen, ungeschälten und entkernten Äpfel in kleine Stücke. Unter Beigabe einiger Salbeizweige werden die Zutaten, wie im erstgenannten Rezept beschrieben, entsaftet. Danach nehmen Sie die Salbeizweige wieder aus der Flüssigkeit. Der heiße Saft wird in vorgewärmte Flaschen randvoll abgefüllt und gut verschlossen.

Süß und ergiebig: Holunderblüten-Sirup

Rezept 1

18 Holunderblütendolden
3 l Wasser
2 kg Zucker
3 Scheiben einer
unbehandelten Zitrone
60 g Zitronensäure

Den Zucker kochen Sie in Wasser in der angegebenen Menge und erzielen durch längeres Kochen eine Art Sirup. Während das Zuckerwasser erkaltet, werden die Holunderblütendolden abgebraust und entstielt. Mengen Sie die Holunderblüten mit den Zitronenscheiben und der Zitronensäure unter den erkalteten Sirup und lassen diese Mischung etwa eine knappe Woche in einem geschlos-

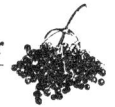

senen Topf an einem kühlen Platz stehen. Danach wird der Sirup gefiltert, in Flaschen umgefüllt, verkorkt und vor dem Gebrauch nochmals einige Tage kühl gelagert.

Von diesem eingedickten, süßen Sirup können Sie jeden Tag zwei bis drei Eßlöffel einnehmen. Pur – oder wenn Sie möchten, auch in Müsli oder Jogurt.

Rezept 2

| 80 Holunderblüten |
| 4 l Wasser |
| 180 g Zitronensäure |
| 6 kg Zucker |

Geben Sie Holunderblüten, Zitronensäure und Wasser in ein entsprechend großes Gefäß und lassen dieses zugedeckt 24 Stunden stehen. Danach seihen Sie die Flüssigkeit ab und mengen den Zucker unter. Lassen Sie auch diesen Sirup zwölf Stunden stehen, wobei die Flüssigkeit mehrmals durchgerührt werden muß. Anschließend kann der Sirup in Flaschen umgefüllt werden.

Leckere Naturarznei: Holunderblütenhonig

| 1 Handvoll frische Holunderblüten |
| 1 Glas Bienenhonig |

Dieses Rezept empfiehlt sich für die schnelle Gesundheitsküche: Geben Sie den Inhalt eines Glases Bienenhonig in einen Topf, fügen eine Handvoll frischer Holunderblüten hinzu und erwärmen die Masse. Diese füllen Sie warm in ein entsprechend großes und gut verschließbares Glas um.

Dosiert wird nach Belieben. Sie können Holunderblütenhonig entweder als leckeren Brotaufstrich verwenden oder versüßen bei Erkältung, Husten oder Heiserkeit ein Heißgetränk (Kräuter- oder Holundertee oder heiße Milch) nach Geschmack mit einem Tee- oder Eßlöffel Holunderblütenhonig.

Lindernd: Holunderlikör

| Holunderbeeren |
| Obstschnaps oder Tresterschnaps |
| 125 g Zucker |
| 500 ml Wasser |

Eine Literflasche wird etwa bis zur Hälfte mit vollreifen Holunderbeeren, dann mit Obstschnaps aufgefüllt. Stellen Sie die gut verschlossene Flasche vier Wochen in die Sonne oder an einen warmen Ort. Anschließend wird der Saft durch ein Leinen- oder Mulltuch gefiltert. Kochen Sie 125 Gramm Zucker in einem halben Liter Wasser, anschließend mischen Sie den Holundersaft und das Zuckerwasser und rühren die vermengte Flüssigkeit um. Der Likör kann nun in Flaschen gefüllt werden.

Ein bis zwei Gläschen täglich verschaffen rasche Linderung bei Erkältung, Heiserkeit, Bronchitis und Blutarmut.

Edler Tropfen: Holunderwein

Rezept 1

100 g Holunderblütendolden
250 g Kristallzucker
5 l Brunnen- oder Quellwasser
5 Eßlöffel Essig
½ unbehandelte Zitrone

Vor der Weiterverarbeitung werden die frischen Holunderblüten zunächst verlesen, kurz abgebraust und zwei bis drei Tage an einem schattigen Platz abgetrocknet. Wickeln Sie danach die Holunderblüten mit der in dünne Scheiben geschnittenen halben Zitrone in ein Stück Mulltuch. Erwärmen Sie nun das Wasser mit fünf Eßlöffeln Essig, fügen den Zucker hinzu und lassen diesen in der Flüssigkeit auflösen. Füllen Sie diese Flüssigkeit in einen gut verschließbaren Steinguttopf und hängen das Mulltuchsäckchen mit Holunderblüten und Zitrone hinein. Das Gefäß lassen Sie sechs bis acht Tage an einem warmen Platz stehen. Anschließend öffnen Sie das Mulltuchsäckchen und fügen die Holunderblüten und Zitronenscheiben in die angesetzte Flüssigkeit, rühren die Mischung gut durch und lassen sie nochmals – gut verschlossen – drei Tage lang ziehen. Danach filtern Sie die Flüssigkeit durch ein Sieb in die vorbereiteten Flaschen, verschließen sie gründlich und lassen sie vor Gebrauch noch ein bis zwei Wochen an einem dunklen und kühlen Platz lagern.

Ein bis zwei Gläschen dieses spritzigen Weines können täglich getrunken werden. Der Wein wirkt erfrischend und anregend.

Rezept 2

Frische Holunderbeeren
Wasser

Mischen Sie dieselbe Gewichtseinheit frische gründlich gesäuberte Holunderbeeren und Wasser und lassen diese Mischung etwa eine halbe Stunde lang gar kochen. Legen Sie über einen anderen Topf ein Leinentuch, geben Sie die Mischung auf beziehungsweise in das Tuch und pressen mit kräftigen Drehbewegungen den Saft aus den Beeren. Der so gewonnene Saft, der in dem Topf aufgefangen wird, wird erwärmt und Zucker (die gleiche Menge wie Saft) darin aufgelöst. Nach dem Auskühlen füllen Sie den Saft in Flaschen und lassen den Inhalt etwa zwanzig Tage lang ausreifen.

Gönnen Sie sich und Ihrer Gesundheit täglich bis zu zwei Likörgläschen.

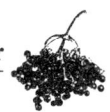

Spritzige Idee: Holundersekt

7 große Dolden Holunderblüten

7 l Wasser

1 kg Zucker

30 g Zitronensäure · 2 Zitronen

Nachdem Sie sieben große Dolden Holunderblüten sorgfältig gereinigt haben, setzen Sie sie mit sieben Liter Wasser, Zucker, Zitronensäure und den zwei – in Scheiben geschnittenen – Zitronen an und lassen diese Mischung 24 Stunden durchziehen. Danach rühren Sie die Flüssigkeit gründlich durch, filtern sie durch ein Sieb und füllen sie in Flaschen ab. Ein Tip: Hervorragend für die Sektzubereitung und -lagerung sind Flaschen mit Patentverschluß.

Aufgestellt lagern Sie die Flaschen im Keller. Die „Gärzeit" des erfrischenden Getränks ist etwa sechs Wochen.

Holundersekt wirkt erfrischend und anregend auf den gesamten Organismus.

Hundertprozentig gesund: Holunderschnaps

Holunderbeeren

1 Flasche Kornschnaps

Zucker oder Honig nach Geschmack

Geben Sie gewaschene und abgetrocknete Holunderbeeren zur Hälfte in ein 1-Liter-Gefäß. Füllen Sie mit so viel Kornschnaps auf, daß die Beeren mit Flüssigkeit bedeckt sind. Lassen Sie diese Mischung drei Wochen ziehen, danach schmecken Sie nach Wunsch mit Zucker oder Honig ab und lassen den Schnaps weitere zwei Wochen stehen. Anschließend filtern Sie die Flüssigkeit durch ein feines Sieb und füllen den Schnaps in gut verschließbare Flaschen. Empfohlene Tagesmenge: ein Gläschen.

Hochwertiger Auszug: Holundertinktur

frische Holunderblüten

Weinbrand

Tinkturen können unverdünnt oder in heiße Getränke geträufelt eingenommen werden. Für die äußerliche Anwendung empfiehlt sich die Tinktur als Zusatz bei Umschlägen, Kompressen, Salben und Bädern.

Für die Eigenproduktion von Holundertinktur benötigen Sie eine – am besten dunkle – Flasche, die Sie zu einem Drittel mit Holunderblüten auffüllen und denen Sie noch einige Holunderblätter hinzufügen. Füllen Sie die Flasche mit Weinbrand auf und lassen diese Mixtur etwa zehn Tage ziehen. Danach werden Blüten und Blätter abgeseiht und die Tinktur in eine gut verschließbare dunkle Flasche gefüllt. Die

Prozedur der für die äußere Anwendung geeigneten Tinktur ist im Prinzip die gleiche, mit dem Unterschied, daß Sie die mit Weingeist angesetzten Blüten und Blätter zwei Wochen stehen lassen. Für die innere Anwendung empfehlen sich bei Bedarf zehn Tropfen Tinktur, die Sie mit einem Eßlöffel Wasser einnehmen.

Sanfte Pflege: Holundersalbe

2 l Pflanzenöl
50 g reines Bienenwachs
225 g Holunderblätter
100 g Spitzwegerichblätter
100 g Wermut

Im ersten Arbeitsschritt füllen Sie Öl in einen Topf, erwärmen es und lassen darin die angegebene Menge Bienenwachs schmelzen. Fügen Sie die Kräuter hinzu und lassen diese Mixtur drei bis vier Stunden auf kleinster Flamme ziehen. Danach wird die Mischung durch ein Mulltuch gefiltert, in saubere (sterile) und gut verschließbare Gefäße gefüllt und an einem kühlen, dunklen Platz aufbewahrt. Empfohlen für strapazierte, wunde, gereizte Haut.

Von Abszeß bis Zahnschmerzen: Alte Hausmittel aus der Holunderapotheke

Hausmittel sind die natürlichen und sanften Heilmittel und Heilverfahren, für deren Zubereitung und Anwendung wir aus dem reichen Fundus der Naturapotheke schöpfen können. Die Wurzeln uralter Volksmedizin liegen in diesem Gesundheitsgarten, aus dem sich seit alters viele Heilkundige und Ärzte, darunter auch Hippokrates, bedient und so Erfahrungen gesammelt haben. Hippokrates brachte dies zu der Erkenntnis, daß „der Arzt hilft, aber die Natur heilt".

Hausmittel sind – und das kann nicht oft genug betont werden – keine Allheil- oder gar Wundermittel. Bewährte Rezepte aus der Naturapotheke mögen helfen, heilen und gegebenenfalls auch eine Behandlung unterstützen – wie aber auch der Krankheitsverlauf stellt sich schließlich eine Genesung auch nicht von einer Stunde auf die andere ein.

Abszeß:

5 frische Holunderblätter
2 Tassen Wasser

Gegen einen Abszeß im Ohr hilft es, wenn Sie einen Sud von Holunderblättern zubereiten, einen Wattebausch mit der abgekühlten Flüssigkeit tränken und

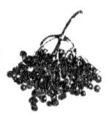

diesen vorsichtig in das Ohr stecken. Die Prozedur sollte täglich ein- bis zweimal angewendet werden. Der getränkte Wattebausch hat neben einer kühlenden auch eine den Abszeß lösende Wirkung.

Akne:

2 Teelöffel Holunderblüten

1 Tasse Wasser

Bei dieser Krankheit kommen Holunderblüten innerlich wie äußerlich zum Einsatz. Mitesser, rote Knötchen und Eiterherde sind die unschönen Begleiterscheinungen dieser Krankheit, die in schwerwiegenden Fällen auch Narben hinterläßt. Die Behandlung ist dementsprechend langwierig und erfordert viel Geduld seitens des Patienten. Wichtig: Ausdrücken von Mitessern oder Eiterpickeln ist tabu! Blutreinigungstees unterstützen die Heilung von innen heraus. Holunderblüten werden dabei unter anderem als Bestandteil von Kräutermix-Tees (zum Beispiel in Kombination mit Schlehenblüten, Brennessel- und Birkenblättern) verwendet.

Äußerlich unterstützen die Behandlung morgendliche Waschungen mit reinem Holunderblütentee.

Asthma:

20 Gramm Holunderblüten

3 gestoßene Fenchelfrüchte

10 g Huflattichblätter

1 Tasse Wasser

Bereiten Sie einen Tee von Holunderblüten. Bei Asthma haben sich auch Teemischungen mit Holunderblüten, Huflattich, Fenchel oder auch Huflattichblätter bewährt. Trinken Sie von dieser Mischung morgens und abends jeweils eine Tasse. Der Tee sollte so heiß wie möglich schlückchenweise eingenommen werden. Wenn Sie möchten, können Sie sich diese „Medizin" noch mit Honig versüßen.

Augen, müde:

Holunderblätter, abgekocht

Holunderblätter machen müde Augen wieder munter. Die Anwendung ist ebenso simpel wie wirkungsvoll: Legen Sie zuvor abgekochte Blätter einige Minuten auf die geschlossenen Augen.

Beine, geschwollene:

100 g frische Holunderrinde

Bereiten Sie aus dem abgekochten Sud von Holunderrinde ein Fußbad und baden Sie darin Ihre Füße. Nach dem Fußbad werden die betroffenen Stellen mit Kamillenöl eingerieben. Diese Behandlung fördert die Durchblutung, in deren Folge die Schwellung normalerweise zurückgehen sollte.

Bindehautentzündung:

2 Teelöffel Holunderblüten

1 Tasse Wasser

Eine Augenkompresse, getränkt in einen Aufguß von Holunderblüten, verschafft bei einer leichten Reizung der Bindehaut Linderung. Bereiten Sie einen Blütenaufguß, seihen diesen anschließend durch ein feines Sieb und tränken darin eine Kompresse, die lauwarm auf die geschlossenen Augen aufgelegt wird. Aus dem Blütenaufguß können Sie übrigens auch ein Augenbad herstellen. Bei dieser Prozedur tauchen Sie das Gesicht vier- bis fünfmal in eine mit dem Blütenaufguß gefüllte große Schüssel und öffnen mehrmals unter Wasser die Augen. Wichtig: Führen Sie diese Anwendung maximal dreimal in der Woche durch. Ob Augenkompresse oder Augenbad – es ist ratsam, sich vor jeder Anwendung zunächst beim Arzt über diese Möglichkeit der unterstützenden Behandlung beraten zu lassen.

Blasenentzündung:

50 g frische, grüne Holunderrinde

1 l Wein

Übergießen Sie die frische, grüne Rinde mit einem Liter Wein, den Sie zuvor in einem Topf heiß gemacht haben. Lassen Sie diese Mischung eine Woche lang ziehen, danach wird die Rinde abgeseiht. Bei einer Blasenentzündung empfiehlt

es sich, jeden Morgen ein Schnapsgläschen zu trinken.

Blutreinigung:

Die vorgestellten Tees sind bewährte Mittel zur Blutreinigung – folgerichtig probate Hausrezepte zur Hautreinigung von innen heraus. Es empfiehlt sich, besonders im Frühling, bei Hautleiden und träger Darmfunktion regelmäßige Blutreinigungskuren von etwa drei- bis vierwöchiger Dauer durchzuführen. Es ist ratsam, diese Anwendung zuvor mit Ihrem Hausarzt abzusprechen.

Rezept 1:

4 bis 5 Gramm Holunderblüten

2 Tassen Wasser

Saft einer unbehandelten Zitrone

Bereiten Sie einen Tee mit vier bis fünf Gramm Holunderblüten, die Sie in einen Topf geben und mit zwei Tassen Wasser überbrühen, einige Minuten ziehen lassen, danach abfiltern und anschließend noch etwas Zitronensaft hinzufügen. Davon trinken Sie jeweils eine Tasse abends vor dem Schlafengehen und eine Tasse morgens, nüchtern, vor dem Frühstück.

Rezept 2:

8 frische Holunderblätter

500 ml Wasser

Als Blutreinigungstee empfiehlt sich ein Tee aus Holunderblättern, den Sie mit

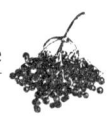

acht kleingeschnittenen Blättern und einem halben Liter Wasser zubereiten. Lassen Sie die Mischung zehn Minuten lang aufkochen. Trinken Sie davon täglich eine Stunde vor dem Frühstück eine Tasse. Wenn Sie möchten, können Sie den Tee noch mit einem Löffel Honig versüßen. Diese Kur sollte etwa 4 bis 5 Wochen durchgeführt werden.

Wenn Sie eine Blutreinigungskur durchführen möchten, trinken Sie einen Monat lang dreimal pro Tag (morgens, mittags, abends) eine Tasse Holunderblättertee. Wenn Sie möchten, können Sie statt dreimal täglich auch nur morgens vor dem Frühstück eine große Tasse Blättertee schluckweise zu sich nehmen. Täglich ein Gläschen dieser Abkochung ist ein probates Hausmittel, mit dem Sie die Leber von schädlichen Stoffen reinigen können.

Brandwunden:

(siehe auch Verbrennungen)

1 Handvoll Holunderblüten

500 ml Wasser

Linderung bei leichten Brandwunden verschaffen feuchte Umschläge, getränkt mit einem Abguß von Holunderblüten. Dazu geben Sie eine Handvoll Holunderblüten in ein Gefäß, übergießen sie mit einem halben Liter kochendem Wasser und lassen die Mischung etwa zehn Minuten ziehen. Leicht abgekühlt wird der Abguß durch ein Sieb gefiltert und

darin das Tuch getränkt. Wringen Sie den Wickel kurz aus und legen ihn feucht auf die betreffende Stelle. Sobald der Umschlag trocknet, wird er abgenommen und gegebenenfalls erneuert.

Bronchitis:

Bei leichter Bronchitis, einer Entzündung der Bronchien, können Holunderprodukte rasche Linderung bestimmter Symptome wie Husten oder Atembeschwerden verschaffen. Besonders empfehlenswert: Inhalationen mit Holunder.

Bereiten Sie einen Tee aus Holunderblüten und vermengen ihn zu gleichen Teilen mit Holunderblütenessig. Geben Sie die heiße Flüssigkeit in ein entsprechendes Gefäß und halten Sie ihren Kopf etwa zehn Minuten über das schleimlösende wie lindernde Inhalationsmittel. Bewährt hat sich auch ein Saftmix aus Holundersirup (4 Eßlöffel), zwei Eßlöffeln Johanniskrautsaft, zwei Eßlöffeln Huflattichsaft. Die Zutaten werden vermengt und nach Geschmack mit einem Teelöffel Honig und ein wenig Zitronensaft abgeschmeckt.

Brustdrüsen, entzündete:

30 g Holunderblätter

30 g Malvenblätter

100 g Zwiebeln

100 g Lilienzwiebeln

Alle oben genannten Zutaten werden – im Falle der Zwiebeln empfiehlt sich ein vorheriges Kleinschneiden – zusammen mit etwas Wasser zu einem Brei gekocht, den Sie warm auf ein Mull- oder Leinentuch streichen und damit einen warmen Umschlag anlegen.

Ein warmer Kräuterumschlag mit Holunder empfiehlt sich wegen seiner entzündungslindernden Wirkung beispielsweise als unterstützendes Hausmittel bei einer Entzündung der Brustdrüsen der Frau. Der Umschlag sollte mehrmals täglich erneuert werden.

Durchfall:

Akut auftretender Durchfall ist meist auf Infektionen zurückzuführen, während der chronische Durchfall die Folge allgemeiner Krankheiten sein kann. Gegen Durchfall hat auch die Holunderapotheke einen Rat parat:
Kauen Sie dreimal täglich zehn getrocknete Holunderbeeren.

Fieber:

2 Teelöffel Holunderblüten

1 Tasse Wasser

Bestimmt kennen Sie den Ausspruch: „Den Teufel mit dem Belzebub austreiben." Auf ähnlichem Prinzip basiert die Anwendung, die Fieberhitze mit einer Schwitzkur auszumerzen. Durch seine schweißtreibende Wirkung eignet sich hierfür besonders ein Tee aus Holunderblüten. Auch die Kombination mit Lindenblüten zählt zu dem reichen Fundus

bewährter Hausmittel. Schwitzkuren helfen, den Organismus zu stärken und körpereigene Abwehrkräfte zu mobilisieren.

Wenn vom Arzt nicht anders verordnet, trinken Sie mehrmals täglich schlückchenweise ein bis zwei Tassen frisch zubereiteten Teeaufguß so heiß wie möglich. Im Bett gut zudeckt, sollte die schweißtreibende und die Blutzirkulation anregende Wirkung nicht lange auf sich warten lassen.

Frostbeulen:

1 Handvoll Holunderblüten

500 ml Wasser

Derartige Verletzungen der Haut gehören, wie auch Brandwunden und andere Verletzungen, selbstverständlich in ärztliche Behandlung.

Erste Linderung verschaffen, wie bereits unter dem Stichwort „Brandwunden" beschrieben, feuchte Umschläge, die in einem Abguß von Holunderblüten getränkt und dann auf die betroffene Stelle aufgelegt werden.

Hämorrhoiden:

1 Handvoll Holunderblüten,

frisch oder getrocknet

Empfehlenswert sind warme Sitzbäder mit einem Zusatz von Holunderblüten. Bewährt hat sich dieses alte Hausmittel durch seine schmerzlindernde, entzün-

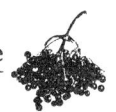

dungshemmende wie auch juckreizstillende Wirkung.

Halsschmerzen:

Holundermus

Holundermus (siehe Rezept Seite 81) schmeckt nicht nur köstlich, sondern wirkt auch gegen Halsschmerzen. Essen Sie das Holundermus langsam – das fördert die schmerzlindernde Wirkung.

Haut, gereizte:

1 Teelöffel Holunderblüten
1 Tasse Wasser
1 Esslöffel Feuchtigkeitscreme

Ein beruhigende Wirkung auf gereizte beziehungsweise gerötete Hautpartien verspricht eine spezielle Mixtur, die Sie ohne großen Aufwand aus Holunderblüten, Wasser und Feuchtigkeitscreme herstellen können.

Geben Sie einen Teelöffel Holunderblüten, frisch oder getrocknet, in ein Gefäß, übergießen sie mit einer Tasse heißem Wasser und seihen die Flüssigkeit nach etwa fünf Minuten ab. Vermengen Sie zwei Eßlöffel Sud tropfenweise mit einem Eßlöffel Feuchtigkeitscreme. Diese Mixtur, auf die betroffene Stelle aufgetragen, lassen Sie etwa eine Viertelstunde einwirken und nehmen sie anschließend mit lauwarmem Wasser wieder ab.

Insektenstich:

Holunderblätter, frisch

Linderung gegen schmerzende und juckende Insektenstiche versprechen frische Holunderblätter, die auf die betroffene Stelle aufgelegt werden.

Ischias:

Holundersaft, äußerlich

Der frisch gepreßte Saft von Holunderbeeren wirkt, äußerlich als Einreibemittel verwendet, schmerzlindernd.

Kopfschmerzen:

2 Teelöffel getrocknete
Holunderblüten
1 Tasse Wasser

Bewährt hat sich bei Kopfschmerzen, mehrmals täglich einige Minuten mit Tee aus Holunderblüten zu gurgeln.

Helfen kann auch ein Kopfdampfbad: Setzen Sie dem heißen Holunderblütenaufguß Kamilleblüten bei, beugen Sie Ihren Kopf über die dampfende Mischung und bedecken sich mit einem entsprechend großen Handtuch so, daß möglichst kein wertvoller Dampf entweichen kann.

Mandel- und Rachenentzündungen:

*2 Teelöffel getrocknete
Holunderblüten*

1 Tasse Wasser

In der Volksmedizin werden Holunderblüten auch für die Herstellung von Gurgelwasser verarbeitet. Gegurgelt wird in diesem Fall mit Holunderblütentee, von dem Sie, wenn Sie möchten, täglich drei bis vier Tassen trinken können.

Nierenleiden:

Rezept 1:

5 Holunderblätter · 1 Tasse Wasser

Treten Störungen bei der Urinausscheidung infolge gestörter Nierentätigkeit auf, kann Holunder auf vielfältige Zubereitungsarten helfen. Bewährt hat sich der Blättertee durch seine ableitende Wirkung auch bei Flüssigkeitsansammlungen im Körper.

Rezept 2:

2 Teelöffel Holunderbeeren

1 Tasse Wasser

Gegen Nierenleiden helfen getrocknete Holunderbeeren, die als Tee zubereitet werden.

Rezept 3:

1 Teelöffel Holunderwurzel

1 Tasse Wasser

Geben Sie auf eine kleine Tasse Holunderwurzeltee einen schwachen Teelöffel zerkleinerte Holunderwurzel, übergießen dies mit kochendem Wasser und lassen die Mischung etwa fünf Minuten ziehen. Trinken Sie nicht mehr als zwei kleine Tassen pro Tag, da eine größere Menge Erbrechen, starken Durchfall oder gar Magen- und Darmentzündungen verursachen kann.

Ohrenschmerzen:

2 Eßlöffel Holunderblüten

2 Eßlöffel Kamilleblüten

Ein heißes Dampfbad mit Holunder und Kamille hat sich als linderndes Hausmittel bei Ohrenschmerzen bewährt. Dazu benötigen Sie jeweils zwei Eßlöffel Holunderblüten und Kamilleblüten, frisch oder getrocknet. Holunderblüten und Kamilleblüten werden in eine große Schüssel gegeben und mit der für ein Kopfdampfbad nötigen Menge heißem Wasser überbrüht.

Beugen Sie Ihren leicht zur Seite gedrehten Kopf (so, daß das Ohr vom Dampf erfaßt wird) über die Schüssel mit heißem Wasser und stülpen ein großes Badetuch über den Kopf, daß kein Dampf entweichen kann. Die Prozedur dauert etwa eine Viertelstunde und danach hüllen Sie Ihren Kopf in einen warmen Schal oder ein vorgewärmtes Handtuch. Achten Sie darauf, auch die Ohren, besonders das betroffene, mit einzupacken. Diese Anwendung versteht sich als

unterstützendes, linderndes Hausmittel – Ohrenschmerzen erfordern in jedem Fall ärztliche Behandlung.

Rachen- und Kehlkopf- entzündung:

Kinder, die unter einer leichten Rachen- und Kehlkopfentzündung leiden, sollen beispielsweise warmen Tee durch ein hohles Holunderröhrchen trinken. Sie können dieses Röhrchen selbst herstellen, indem Sie ein Aststück abschneiden und das darin enthaltene weiche Mark entfernen.

Rheuma:

Rezept 1:
Holundersaft

Holunderbeersaft oder Holunderbeerwein (siehe Seite 106 bzw. 116) wirkt gegen schmerzhafte Rheumaanfälle. Man sollte über einen Zeitraum von mindestens vier Wochen täglich dreimal je 125 ml Holunderbeersaft oder täglich zweimal je ein Glas mit 100 ml Holunderwein einnehmen.

Rezept 2:
1 bis 2 Eßlöffel Holunderwurzel, zerkleinert
1 l Weißwein

Holunderwurzelwein ist ein altes Hausmittel bei Muskel- und Gelenkrheumatismus. Zerkleinern Sie die Holunder-

wurzel, geben davon ein bis zwei Eßlöffel in einen Topf und gießen einen Liter Weißwein hinzu. Lassen Sie die Mischung eine halbe Stunde lang kochen, filtern anschließend die Flüssigkeit durch ein Sieb. Täglich ein kleines Gläschen trinken.

Rezept 3:
2 Teelöffel Holunderbeeren
1 Tasse Wasser

Schmerzlindernd bei rheumatischen Beschwerden wirken getrocknete Holunderbeeren, die als Tee zubereitet werden.

Rezept 4:
1 Teelöffel Holunderblätter
1 Tasse Wasser

Die natürliche Hausapotheke möchte auch bei diesem Krankheitsbild nicht auf den bewährten Holunderblättertee verzichten. Auf eine Tasse Tee nehmen Sie einen Teelöffel Blätter und kochen sie mit einer Tasse Wasser auf, danach abseihen. Empfohlen werden zwei Tassen täglich.

Schlafstörungen:

2 Eßlöffel Holundersaft
½ Glas Wasser

Einen guten Schlaf verspricht ein altes, simples Hausrezept: Mixen Sie zwei Eßlöffel Holundersaft – frisch oder gelagert – in ein Glas, das bis zur Hälfte mit Wasser gefüllt ist. Trinken Sie diese Mischung schluckweise vor dem Zubettgehen.

Schnupfen:

2 Teelöffel Holunderblüten

1 Tasse Wasser

Erste Regel bei Schnupfen: Die Flüssigkeitsausscheidung darf nicht verhindert werden. Die Schleimabsonderung ist schon ein wichtiger Schritt auf dem Weg zur Genesung. Günstig wirken Schwitzkuren, zum Beispiel eingeleitet durch ansteigende Fuß- oder Halbbäder, in Verbindung mit dem schlückchenweisen Trinken von Kräutertees unter anderem von Holunder, Lindenblüten oder Salbei.

Unreine Haut:

2 Teelöffel Holunderblüten

1 Tasse Wasser

Bei unreiner Haut hilft es, wenn Sie Ihr Gesicht bei der Morgentoilette mit reinem Holunderblütentee waschen.

Unterleibsbeschwerden:

1 Handvoll Holunderblüten

1 Handvoll Kamilleblüten

Lindernd wirken warme Auflagen mit einem Holunderblüten-Kamille-Gemisch. Füllen Sie Holunderblüten und Kamille

in ein Säckchen und erwärmen es, zugebunden, in einem Dampfbad. Legen Sie die Auflage warm auf die schmerzende Partie auf. Sollte das Säckchen zu warm sein, legen Sie einfach ein Handtuch zwischen Haut und Auflage. Bei Bedarf kann die Auflage, sobald sie abgekühlt ist, erneuert werden.

Verbrennungen:

1 Teelöffel Holunderblätter

1 Tasse Wasser

Für eine Kompresse geben Sie einen Teelöffel frischer Holunderblätter in einen Topf, übergießen sie mit einer Tasse Wasser und lassen diese Mischung kurz aufkochen. Danach legen Sie die abgekochten Blätter als Kompresse auf die betreffende Stelle. Damit lassen sich freilich nur leichte und geringflächige Verbrennungen behandeln. Bei schwerwiegenderen Verletzungen sollten Sie auf jeden Fall Ihren Arzt aufsuchen.

Verstopfung:

Die beste und sicherlich auch die gesündeste Art, einen trägen Darm wieder auf Trab zu bringen, ist eine gesunde, ausgewogene Ernährung mit viel Obst und frischem Gemüse, Vollkornprodukten, Quark und Pflanzenöl. Zucker, Backwaren aus weißem Mehl, Kaffee und Zigaretten sollte man am besten entsagen.

Ein einfaches Hausmittel gegen leichte Verstopfung: Trinken Sie mor-

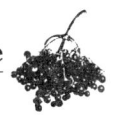

gens nach dem Aufstehen ein großes Glas lauwarmes Wasser.

Rezept 1:

25 Gramm Holunderrinde

250 ml Wasser

Ein Absud von Holunderrinde ist ein probates Mittel gegen Verstopfung. Bereiten Sie sich dieses natürliche, allerdings starke Abführmittel aus 25 Gramm junger Rinde, die Sie mit einem Viertelliter kochenden Wassers übergießen. Zehn Minuten ziehen lassen und anschließend abfiltern. Achten Sie darauf, daß Sie die empfohlene Tagesmenge nicht überschreiten, da größere Mengen Erbrechen, starken Durchfall oder gar Magenentzündungen hervorrufen können.

Rezept 2:

Holundersaft

Der mit Wasser verdünnte und in großen Mengen konsumierte Saft der Holunderbeeren wirkt abführend wie auch harntreibend.

Rezept 3:

¹/₂ Teelöffel Holunderbeeren

1 Tasse Wasser

Abführende Wirkung haben getrocknete Holunderbeeren, von denen ein halber Teelöffel mit einer Tasse kaltem Wasser über Nacht angesetzt und am nächsten

Morgen abgeseiht und angewärmt getrunken wird.

Rezept 4:

1 Teelöffel Holunderwurzel

1 Tasse Wasser

Bereiten Sie einen Absud von Holunderwurzeln: Ein Teelöffel der zerkleinerten Holunderwurzel wird mit einer Tasse Wasser aufgekocht und danach abgeseiht. Dieser Sud wirkt durch seine leicht abführende Wirkung günstig gegen Verstopfung.

Rezept 5:

5 bis 8 Holunderblätter

Für Erleichterung bei hartem Stuhlgang sorgt ein „Frischkost-Salat" aus Blattspitzen und jungen Blättern von Holunder. Geschmacklich läßt sich der Salat mit einem leichten Dressing abrunden.

Wassersucht:

1 Teelöffel Holunderwurzel

1 Tasse Wasser

Bereiten Sie sich aus einem kleinen Teelöffel zerkleinerter Holunderwurzel einen Tee. Je nach Bedarf trinken Sie täglich zwei bis drei kleine Gläschen. Holunderwurzeltee wirkt in diesem Fall günstig auf den Flüssigkeitsstoffwechsel.

Zahnschmerzen:

2 Teelöffel Holunderblüten
1 Tasse Wasser

Gurgeln Sie, wie es in der Volksmedizin seit alters bekannt ist, mit frisch zubereitetem, abgekühltem Holunderblütentee. Unterstützend dazu empfehlen sich täglich drei bis vier Tassen Blütentee.

Holunder-Entwässerungsbad:

100 ml Holunderblütentee
3 Eßlöffel Salz
3 Tropfen Zitronenöl
3 Tropfen Mandarinenöl
2 Tropfen Grapefruitöl

Wenn Sie mit einem Holunderbad eine entwässernde Wirkung erzielen möchten, mischen Sie Holunderblütentee (100 ml), drei Eßlöffel Salz, jeweils drei Tropfen Zitronenöl und Mandarinenöl sowie zwei Tropfen Grapefruitöl und setzen diese Mixtur sofort dem Badewasser bei. Die speziellen Öle sind übrigens in der Apotheke erhältlich.

Pfarrer Kneipps Empfehlung

Der berühmte Pfarrer Sebastian Kneipp (1821 bis 1897) war nicht nur ein ausgesprochener Freund von Wasseranwendungen – er hatte sich und den Menschen, die ihn konsultierten, auch eine einfache, geordnete und natürliche Lebensweise „verschrieben". Als einer der bedeutenden Persönlichkeiten des 19. Jahrhunderts beschritt er – zwar nicht als Pionier, jedoch als „Wiederentdecker" – den Weg der sanften Medizin.

Dieser in seinem Auftreten bescheidene Mann bevorzugte das Einfache und Unverfälschte in seinem Leben ebenso wie bei seinem – zu damaligen Zeiten sicherlich als unkonventionell zu bezeichnenden – Umgang mit Menschen. In Scharen „pilgerten" Kranke und Gesunde, arme Leute wie auch die feine Gesellschaft zu dem „Wasserdoktor", der ihren Beschwerden – ohne daß er je ein medizinisches Studium absolvierte – ein ebenso simples wie wirkungsvolles Gesundheitskonzept entgegensetzte: das harmonische Zusammenspiel der Heilkraft des Wassers, Vitalität durch Bewegung, Gesundheit durch ausgewogene Ernährung, Lebensordnung durch Harmonie von Körper und Seele sowie die Heilwirkung der Kräuter. Seine Erfahrung zeigte: „Einen Beweis, daß das Wasser und die Kräuter ausreichen, geben die Tausenden von Kranken, welche hier, von aller Medizin

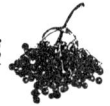

verlassen, zum größten Teil Erleichterung oder vollständige Heilung gefunden haben und noch finden."

Zugegeben – auch der heilkundige Pfarrer mußte immer wieder vor den Tükken, vor dem Unheilbaren einer Krankheit und vor der Erkenntnis kapitulieren, „daß für den Tod allerdings noch kein Kräutlein erfunden worden ist, und auch das Wasser da kein Privilegium hat".

Pfarrer Kneipp schätzte und sammelte leidenschaftlich Heilpflanzen. Doch barg seine Apotheke keine teuren Pflanzendrogen und ausgefallenen Präparate – eigenen Angaben zufolge waren es vielmehr „spottbillige Heilkräuter, welche der liebe Herrgott im eigenen Garten, auf freiem Felde, manche um's Haus herum an abgelegenen und unbesuchten Stellen wachsen läßt". Holunder begleitete Kneipp von Kindesbeinen an, er begegnete ihm wie auch anderen Heilpflanzen, die später Einzug in seine Klosterapotheke gefunden haben, auf ausgedehnten Streifzügen durch Wald und Flur. Er erinnerte sich daran, daß seine Mutter „alle Jahre vierzehn Tage bis drei Wochen lang eine Holunderkur vorgenommen". Für diese kurmäßige Anwendung wurden die Beeren des Schwarzen Holunders gekocht und als Mus mit blutreinigender Wirkung verzehrt. Kneipp verweist auch auf die Heilkraft der Holunderblätter, die sich, als Tee zubereitet, gut für eine Frühjahrskur eignen. Die Zubereitung: „Wer durch eine Frühlingskur Säfte und Blut reinigen

und verlegene Stoffe in leichter und natürlicher Weise ausscheiden will", nimmt sechs bis acht Blätter des Holunderbaumes, schneidet sie klein, übergießt sie mit Wasser und läßt diese Mischung etwa zehn Minuten sieden. Kneipp empfahl den Tee während der ganzen Kur, täglich morgens auf nüchternen Magen.

Der Weg führt zur sanften Medizin: Natürliche Heilmittel, bei sachkundiger und exakter Dosierung nahezu nebenwirkungsfrei, erfreuen sich immer größerer Beliebtheit. Zudem wird das Fundament ihrer Wirksamkeit immer wieder aufs neue durch die moderne Wissenschaft zementiert. Kneipp hat seinerzeit jahrelang experimentiert und seine Pflanzenpräparate in mannigfaltigen Zubereitungsformen durchaus mit Erfolg eingesetzt: als Tees und Pflanzensäfte, als Badezusätze, Salben, Pulver oder als Zusatz bei Wickeln, Umschlägen oder Auflagen.

Auch die entwässernde Wirkung der Attichwurzel ist bei Kneipp von Bedeutung. Als Tee zubereitet „treibt er mit außerordentlicher Wirkung das Wasser ab in der Wassersucht und reinigt die Nieren". Der Tee wird entweder aus gedörrten oder pulverisierten Wurzeln hergestellt.

Die Hinweise Kneipps für die im Frühjahr empfohlene Auffrischung für Körper und Geist haben damals wie heute Gültigkeit. Auch heute noch sind Blutreinigungstees, Holunder pur oder mit anderen Heilpflanzen, probate Mit-

65

tel zum Entschlacken. Obst- und Saftkuren, Kräuterkuren, Rohkostdiät oder auch Fasten sind wichtige Bausteine dieses Reinigungsprozesses.

Allgemeine Tips zur Gesundheitspflege

„Richtige Ernährung" gilt bekanntlich als sehr dehnbarer Begriff. Ist es das „maßvolle" Essen, die Ernährungsumstellung auf „Grünkost" oder vielleicht die vollwertige Nouvelle cuisine? Man könnte sagen: von allem ein bißchen. Grundsätzlich aber versteht man darunter einen Ernährungsfahrplan, der den Kalorienbedarf deckt und alle notwendigen Nährstoffe in der ausreichenden Menge und dem richtigen Verhältnis enthält. Viele Zivilisationskrankheiten sind deshalb auch durch Fehlernährung mitbedingt, zum Beispiel Gefäßverkalkung, Bluthochdruck, Migräne, Leberschäden, Zuckerkrankheit und Übergewicht. Letztgenannte, weitverbreitete „Volkskrankheit" könnte sich allerdings durch leichte körperliche Betätigung sowie durch eine Rücknahme von Fett, Zucker, Alkohol und dem sogenannten „Junk food" (salopp ausgedrückt: „wertlose" Nahrungsmittel) deutlich reduzieren. Neben speziellen, individuell abgestimmten Diäten soll die Ernährung vor allem ausgewogen sein. Hierzu eignet sich am besten eine hochwertige, möglichst naturbelassene Vollwert- und Basiskost. Empfohlen werden pflanzliche Lebensmittel, teilweise auch roh gegessen, natürlich Obst, Gemüse und Vollkornprodukte für einen abwechslungsreichen Ernährungsfahrplan. Holunder paßt sehr gut in dieses Konzept: Er ist reich an Vitaminen und Mineralstoffen und läßt sich wunderbar zu gleichermaßen gesunden wie wohlschmeckenden Speisen verarbeiten. Darüber hinaus ist er auch bestens für Diabetiker geeignet.

Nicht selten wird auch die „richtige" Flüssigkeitszufuhr vernachlässigt. Wann und wieviel wir trinken ist dabei nicht unbedingt vom Durst abhängig. Die tägliche Mindestmenge von etwa zwei Litern Flüssigkeit sollte allerdings nicht unterschritten, im Bedarfsfall – zum Beispiel bei starker körperlicher Beanspruchung – sogar noch erhöht werden. Was wir trinken, ist dabei von größter Wichtigkeit: Getränke wie Mineralwasser, Tees und Fruchtsäfte aller Art sind nicht nur köstliche Durstlöscher, sondern leisten durch ihren Gehalt an Nährstoffen wie Mineralien und Vitaminen einen wichtigen Beitrag für Gesundheit und Wohlbefinden.

Holundersaft enthält eine Reihe dieser gesundheitsfördernden Stoffe, die in den Beeren während des Reifungsprozesses gebildet werden. So zum Beispiel die sogenannten Flavonoide (wie im Kapitel 1 auf Seite 26), die unter anderem durch ihre „antioxidative" – also „freie Radikale" entschärfende – Wirkung bei

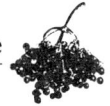

regelmäßigem Konsum von Holunderbeersaft zur Vorbeugung von Herz-Kreislauf-Erkrankungen beitragen können.

In einer insbesondere von Überfluß und Bewegungsmangel gekennzeichneten Zeit ist es überaus wichtig, die persönliche Konsum- und Verhaltensweise bestmöglich auf entsprechende Parameter einzustellen, die helfen, die Lebensdauer und die Lebensqualität zu erhöhen. Dazu zählen neben ausgewogener Ernährung auch ausreichende körperliche Bewegung und das Meiden von Risikofaktoren, wie sie zum Beispiel der Konsum von Nikotin und Alkohol darstellen. Ein gesundes Maß an Bewegung, wie zum Beispiel Wandern, Radfahren, Schwimmen oder auch Spazierengehen, steigert die Vitalität, begünstigt aber auch die geistige Leistungsfähigkeit und fördert die seelische Ausgeglichenheit.

Holunder à la carte

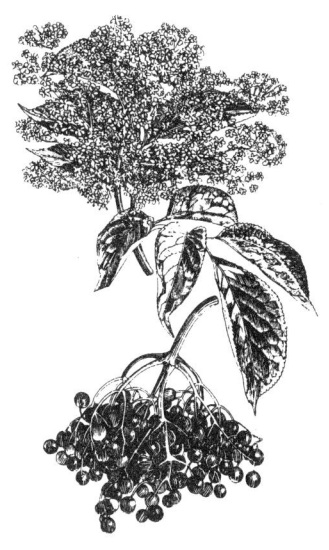

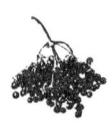

Verlockend duften frisch ausgebackene Holunderküchlein aus der Küche – köstlich ist ihr mit Zimt- oder Puderzucker versüßter Geschmack. Wann haben Sie dieses leckere und schnell zubereitete Gericht zum letzten Mal gegessen? In Kindertagen? Dann betrachten Sie den nachfolgenden Rezeptteil rund um den Holunder gewissermaßen als kleinen Appetitanreger, das bisher Versäumte nachzuholen – und Neues mit Holunder auszuprobieren. Wie Sie bemerken werden, sind dabei der Phantasie kaum Grenzen gesetzt. Mit einer Einschränkung: Die auf den nächsten Seiten aufgeführten Rezepte beziehen sich ausschließlich auf die Verwendung des Schwarzen Holunders. Wie in den vorausgegangenen Kapiteln schon erwähnt, finden Roter Holunder und Attich nur in der Heilkunde Verwendung. Vergleichsweise dazu ist der Schwarze Holunder ein wahrer „Alleskönner": Ob süß, saftig oder pikant zubereitet (niemals roh essen!) – Holunder schmeckt herrlich und ist dabei auch noch gesund.

Holunder à la carte – das sind ebenso einfache wie raffinierte Rezepte für jeden Geschmack. Frische Holunderbeeren und -blüten bilden häufig nur die Grundlage für eine bunte Palette an Leckereien, die durch die aromatischen Pflanzenteile ebenso geschmacklich wie optisch verfeinert werden können. Haben Sie gewußt, daß der Geschmack von Holunder im wahrsten Sinn des Wortes „abfärben" kann? Mit der bläulich bis

roten Färbung durch Holunderbeeren und -saft lassen sich raffinierte Effekte, vor allem bei Süßspeisen und Desserts, erzielen. Ein Beispiel: Geben Sie in den flüssigen Schlagrahm vor dem Schlagen einen Schuß Holunderbeersaft und schlagen Sie dann die Sahne steif. Die nach Belieben mit Zucker gesüßte Sahne paßt – auch optisch – vorzüglich zu Erdbeer-, Johannisbeer-, anderen Fruchtkuchen oder zu Speiseeis.

Holunder harmonisiert auch, wie in vielen Rezepten beschrieben, mit vielen Obstsorten und eignet sich als Würze ebenso wie als natürliches Aromamittel für diverse Speisen und Getränke.

Holunder in der Küche hat praktisch das ganze Jahr Saison. Im Frühjahr deckt Holunder mit seinen frischen, stark duftenden Blüten den Tisch – im Herbst erfreuen die prallen Beeren das Genießerherz. Für die Zeit vor und nach der Ernte läßt sich ein Vorrat an eingemachten Köstlichkeiten anlegen. Die Vielfältigkeit der Zubereitung ist dabei verblüffend: Holunder läßt sich zu Saft, Gelee, Marmelade, Kompott, Desserts, pikanten Spezialitäten wie auch zu köstlichen wie erfrischenden Getränken verarbeiten. Ob als Vor-, Haupt- oder Nachspeise – Holundergerichte passen vorzüglich auf die natürliche, gesunde Speisekarte, die Sie mit ein wenig Experimentierfreude abwechslungsreich und ausgewogen gestalten können. Auch Diabetiker müssen auf den Genuß von Holunder nicht verzichten: Ungesüßter Holundersaft ist nahezu frei von Sac-

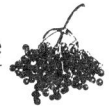

charose und eignet sich deshalb hervorragend zur Herstellung von Diabetiker-Produkten.

Bevor Sie sich von den auf den nächsten Seiten vorgestellten Gaumenfreuden zum Ausprobieren anregen lassen, finden Sie noch einige nützliche Tips rund um die Verarbeitung von Holunder zusammengestellt. Daß frische Zutaten eingefrorenen vorzuziehen sind, versteht sich von selbst. Für die Verarbeitung zu köstlichen Getränken und schmackhaften Köstlichkeiten sollten Sie am besten frisch gepflückte Holunderblüten oder -beeren verwenden. Bei den Blüten empfiehlt es sich, diese aufgeblüht zu benutzen. Prüfen Sie die Pflanzenteile vor dem Waschen oder Verarbeiten gründlich auf mögliche Schädlinge, die sich in den einzelnen Blüten oder zwischen Blättern verstecken könnten.

Frische Holunderblüten zu säubern, ist gar nicht so einfach, da die zarten Gebilde schnell zusammenfallen oder unter einem starken Wasserstrahl zerdrückt werden können. Schonend lassen sich die feinen Blüten reinigen, indem sie abgeschüttelt und sanft durch ein Wasserbad gezogen werden. Gleiches gilt übrigens auch für die Beeren, die allerdings auch unter fließendem Wasser oder in einem Waschbecken gesäubert werden können. Zum Trocknen legen Sie die Blüten am besten in ein Sieb oder auf eine Küchenplatte, die mit einem saugfähigen Küchentuch ausgelegt ist.

Holunderbeeren werden zunächst gründlich verlesen, entstielt, gereinigt und gewaschen. Wenn Sie einen Saft oder ein Gelee herstellen wollen, genügt es, wenn Sie die gewaschenen Beeren vor der Verarbeitung kurz abtropfen lassen.

Marmelade, Kompott und Gelee sind wohl die bekanntesten Zubereitungen von Holunder. Zum Einmachen verwendete Holunderbeeren werden immer sorgfältig geprüft, die schlechten und unreifen aussortiert und die guten anschließend gereinigt. Füllen Sie die Fruchtmasse stets heiß in die Einmach- oder Marmeladegläser und sorgen Sie dafür, daß diese sofort gründlich verschlossen werden. Achten Sie bei Einmachgläsern darauf, daß sie einen geeigneten Verschluß besitzen, so daß die Marmelade oder das Gelee luftdicht aufbewahrt werden. Wenn Sie keine speziellen Einmachgläser mit Patentverschluß zur Hand haben, lassen sich aber auch – in jedem Fall aber steril gemachte – leere Marmeladen- oder andere Gläser und Flaschen mit Schraubverschluß zu Einmachgläsern umfunktionieren.

Soll ein Gelee aus Holunderbeersaft gelingen, bringen Sie den langsam erhitzten Saft erst dann zum Kochen, wenn die im Rezept angegebene Menge Zucker im Saft bereits gelöst ist. Damit die Geleemasse schön klar wird, schöpfen Sie während des Kochvorgangs häufig den Schaum ab. Für eine satte Farbe und einen vollmundigen Geschmack des Gelees ist es wichtig, daß das Gelee nicht „überkocht" wird. Machen Sie deshalb ab und zu einen simplen Test:

71

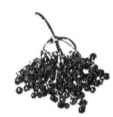

Geben Sie einige Tropfen der schnell erkaltenden Flüssigkeit auf einen Teller. Wird die Masse rasch steif, ziehen Sie den Topf von der heißen Herdplatte und füllen das Gelee unmittelbar in Gläser um. Häufiges Abschäumen ist auch bei der Herstellung von Sirup wichtig. Dazu verwenden Sie am besten einen Schaumlöffel, den Sie zwischendurch immer wieder in heißes Wasser tauchen. Bildet sich kein Schaum mehr, ist der Sirup fertig und kann, wie im Rezept beschrieben, verarbeitet werden.

Holunder läßt sich übrigens hervorragend mit anderen Obstsorten wie Äpfeln, Birnen, Erdbeeren, Brombeeren, Himbeeren, schwarzen und roten Johannisbeeren, Quitten oder Schlehen kombinieren. Da sich die eben genannten Fruchtkombinationen auf Grund ihrer manchmal unterschiedlichen Erntezeiten nicht immer frisch herstellen lassen, empfiehlt es sich, beizeiten einen gewissen Vorrat eingefrorener Früchte anzulegen.

Beim Würzen und Abschmecken von Holunderspeisen und -getränken lassen Sie sich einzig und allein von Ihren Geschmacksnerven und Ihrer Experimentierfreude leiten. Gern und oft werden in Rezepten Saft und Schale von Zitronen oder Orangen verwendet. Wenn Sie davon die geriebene Schale oder Stückchen verarbeiten, sollten Sie darauf achten, daß es sich hierbei ausschließlich um unbehandelte Früchte handelt. Wird

als Zutat Zitronensäure aufgeführt, nehmen Sie am besten ein in der Apotheke erhältliches Produkt.

Anis, Nelke, Zimt und Vanille verleihen einer Vielzahl von Holunderrezepturen - sei es für die Zubereitung von Gelee, Marmelade oder Punsch - eine interessante Note. Haben Sie schon einmal Holunderzucker probiert? Diese köstliche Alternative zu Zimt- oder Vanillezucker schmeckt hervorragend in Kuchen, auf Pfannkuchen oder frischen Waffeln. Das Rezept ist ebenso simpel wie geschmacklich raffiniert: Reiben Sie getrocknete Holunderblüten so fein wie möglich und vermischen diese mit normalem Zucker.

Eine leckere Soße aus Holunderbeersaft eignet sich vorzüglich als Zugabe bei Desserts, wie zum Beispiel zu Vanilleeis, Grießpudding oder Grießschnitten. Wenn es im Rezept nicht anders beschrieben ist, dicken Sie die entsprechende Menge Holunderbeersaft mit Stärkemehl und Zucker an und lassen diese Mischung einmal gut aufkochen. Am besten schmeckt die Soße warm serviert. Besonders zum Abschmecken diverser Gerichte empfiehlt sich eine Masse von Holunderbeeren, die Sie - abgekocht und in Gläser abgefüllt - eine Zeitlang gut verschlossen an einem kühlen Platz oder im Kühlschrank aufbewahren können:

Die laut Rezept angegebene Menge reifer, gewaschener und kurz abgetrockneter Holunderbeeren wird so lange gekocht, bis die Masse einigermaßen eingedickt ist. Anschließend wird das Fliedermus in vorbereitete, gut verschließbare Gläser umgefüllt.

Ein Tip zum Schluß: Wenn Ihnen der Geschmack von Holunderbeeren oder -

blüten einer Holunderspeise einmal zu „aufdringlich" sein sollte, können Sie den Geschmack bei den meisten auf den nächsten Seiten genannten Rezepten mit etwas Milch oder Sahne abmildern.

Sambuca nigra auf süße Art

Holunderbeerhonig

500 g Honig
3 Eßlöffel Holunderbeersaft
Mark einer Vanilleschote
1 Prise Zimt

Setzen Sie ein Glas (oder einen Topf) mit dem Honig in ein heißes Wasserbad und erwärmen den Honig, bis er flüssig ist. Rühren Sie Holunderbeersaft unter die weiche Honigmasse, ebenso das ausgekratzte Mark einer Vanilleschote und den Zimt. Vermengen Sie die Mischung gründlich und füllen Sie sie in ein gut verschließbares Gefäß.

Holunderblütenhonig

500 g Honig
1 Handvoll frische Holunder-
blüten

Lassen Sie, wie eben schon beim Holunderbeerhonig, die angegebene Menge Honig im Glas oder Topf im heißen Wasserbad zu einer weichen Masse aufweichen. Rühren Sie die frischen, gesäuberten und aussortierten Holunderblüten unter die Honigmasse und füllen diese heiß in ein geeignetes, gut verschließbares Gefäß.

Holundergelee

1 kg Holunderbeeren
Wasser
Gelierzucker
Saft einer unbehandelten
Zitrone

Die gewaschenen und kurz abgetropften Holunderbeeren geben Sie in einen großen Topf und fügen so viel Wasser hinzu, daß der Topfboden einen Finger breit bedeckt ist. Die Beeren werden nun leicht zerdrückt, danach so lange gedünstet, bis sie geplatzt sind. Danach füllen Sie die Beeren in ein – am besten mit einem Küchentuch ausgelegtes – Sieb und lassen sie über Nacht abtropfen. Am nächsten Morgen messen Sie den Saft ab und fügen im Verhältnis drei zu vier Gelierzucker hinzu. Auch der Zitronensaft wird dazugegeben. Die Zutaten werden nun erhitzt, vier Minuten sprudelnd gekocht und die Mischung gegebenenfalls zwischendurch abgeschäumt. Das fertige Gelee wird heiß in Gläser abgefüllt. Achten Sie darauf, daß die Gläser nach dem Abfüllen sofort verschlossen werden.

Holunder-Brombeer-Gelee

1,25 kg Holunderbeeren
200 ml Wasser
250 g Brombeeren
500 g Gelierzucker

Die entstielten Holunderbeeren werden abgebraust, auf einem Küchentuch abgetropft und dann mit 200 ml Wasser erst aufgekocht und anschließend einige Minuten sprudelnd gekocht. Geben Sie die Beeren in ein – am besten mit einem Küchentuch ausgelegtes – Sieb, das auf ein Gefäß aufgesetzt ist, und lassen Sie den Beerensaft über Nacht abtropfen. Der so gewonnene Saft wird mit Wasser auf einen Liter aufgefüllt und mit Brombeeren und Gelierzucker in einem hohen Topf verrührt. Bringen Sie den Inhalt zum Kochen und lassen Sie die Mischung etwa vier Minuten sprudelnd kochen. Füllen Sie die heiße Masse in die – unbedingt – heiß ausgespülten Einmachgläser und verschließen diese sorgfältig.

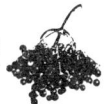

Holunder-Johannisbeer-Gelee

500 g rote Johannisbeeren
1 Handvoll frischer
Holunderblüten
500 g Gelierzucker
1 Prise Zimt

Die gewaschenen und kurz abgetrockneten roten Johannisbeeren werden im Entsafter ausgepreßt. Das verbleibende Beerenmus geben Sie in ein Sieb und lassen es gut abtropfen. Die gewaschenen, gut abgetropften und entstielten Holunderblüten werden in ein kleines Leinensäckchen gefüllt und zugebunden in den Johannisbeersaft gelegt. Wenn Sie kein Leinensäckchen zur Hand haben, können Sie sich auch mit einem Mull- oder Stofftaschentuch behelfen, in dessen Mitte die Holunderblüten gelegt werden und das anschließend zugebunden wird. Rühren Sie den Gelierzucker und Zimt in den Saft ein und lassen die Mischung kurz aufkochen. Für ein kräftiges Holunderaroma drücken Sie das Säckchen mit den Holunderblüten gründlich aus und entfernen es anschließend aus dem Saft. Nach weiteren drei bis vier Minuten Kochzeit kann der heiße Saft in Gläser umgefüllt und sofort verschlossen werden.

Holundermarmelade

1 kg Holunderbeeren
Schale und Saft einer
unbehandelten Zitrone
1 kg Gelierzucker
3 Gläschen Himbeerlikör

Die gewaschenen und abgetropften Holunderbeeren geben Sie zusammen mit der Schale und dem Saft einer unbehandelten Zitrone sowie dem Gelierzucker in einen Topf, bringen die Mischung zum Kochen und lassen sie vier Minuten sprudelnd kochen. Dann rühren Sie den Likör unter und füllen die heiße Masse sofort in Gläser um.

Holundermarmelade mit „Schwips"

500 g Holunderbeeren
Saft einer halben, unbehandelten Orange
500 g Gelierzucker
1 Prise Zimt
2 Eßlöffel Rum

Die gewaschenen und abgetropften Holunderbeeren werden in einen Topf gegeben und zerdrückt. Geben Sie Orangensaft, Zucker und Zimt hinzu, rühren die Masse gut durch und lassen sie über Nacht ziehen. Am nächsten Vormittag wird die Mischung zunächst aufgekocht, dann noch etwa fünf Minuten gekocht. Rühren Sie den Rum unter und füllen die heiße Marmeladenmasse in die vorbereiteten Einmachgläser. Sofort gründlich und luftdicht verschließen.

Holunder-Apfel-Marmelade

500 g Holunderbeeren
500 g Äpfel
300 ml Wasser
Gelierzucker

Holunderbeeren und kleingeschnittene Apfelstücke werden mit der angegebenen Menge Wasser in einen großen Kochtopf gefüllt und zugedeckt im Backofen bei 140 °C etwa zwei Stunden erhitzt, bis die Früchte aufweichen und der Saft austritt. Dieser wird, ohne jedoch die Früchte zu zerquetschen, vorsichtig ausgepreßt und abgemessen. Als Richtschnur für die Zuckermenge gilt hierbei: 500 Gramm Gelierzucker je 600 Milliliter Saft. Füllen Sie den Saft und die entsprechende Menge Einmachzucker in einen Topf und lassen die Mischung etwa eine halbe Stunde bei starker Hitze einkochen, bis der Gelierpunkt erreicht ist.

Holunder-Hagebutten-Marmelade

750 g Holunderbeeren
250 ml Wasser
1 kg Hagebutten
125 ml Wasser
Zucker

Die gewaschenen und entstielten Holunderbeeren werden mit einem Viertelliter Wasser etwa drei Minuten gekocht und anschließend durch ein feines Sieb passiert. Die gewaschenen, geputzten und entkernten Hagebutten werden mit einem Achtelliter Wasser ebenfalls drei Minuten gekocht und durch ein Sieb passiert. Vermengen Sie nun Holunder- mit Hagebuttenmus und wiegen die Masse. Der Hälfte des Gesamtgewichts entspricht die Menge Zucker, die Sie dem Mus zufügen. Mus und Zucker werden aufgekocht und anschließend wird die heiße Masse in gut verschließbare Gläser gefüllt.

Holunder-Karotten-Marmelade

350 g Holunderbeeren
125 ml Wasser
400 g zarte Karotten oder
Möhren
125 ml Wasser
Zucker

Die gewaschenen, kurz abgetropften Holunderbeeren werden entstielt, etwa drei Minuten in Wasser aufgekocht und danach durch ein Sieb passiert. Die Karotten werden vor dem Kochen (Kochzeit ebenfalls drei Minuten) gewaschen, geputzt und in kleine Stücke geschnitten. In Wasser abgekocht, werden die Karotten entweder mit einem Küchenstab püriert oder durch den Fleischwolf gedreht. Verrühren Sie nun das Holunder- mit dem Karottenmus, wiegen die Fruchtmasse und fügen die Hälfte des Gesamtgewichts Zucker hinzu. Kochen Sie das gemischte Mus auf und füllen es heiß in gut verschließbare Gläser.

Holunder-Preiselbeeren-Marmelade

500 g reife Holunderbeeren und Preiselbeeren

500 g Gelierzucker

Saft und Schale einer unbehandelten Zitrone

2 Likörgläschen roter Fruchtlikör nach Geschmack

Vermengen Sie die sorgfältig gewaschenen und entstielten Früchte mit dem Gelierzucker und der Zitrone (Schale und Saft) und lassen den Saft über Nacht ziehen. Am nächsten Tag bringen Sie den Saft zuerst zum Kochen, dann lassen Sie die Flüssigkeit etwa vier Minuten sprudelnd kochen. Wenn Sie möchten, können Sie noch zwei Likörgläser roten Fruchtlikör je nach Geschmack hinzufügen und unterrühren. Anschließend füllen Sie die Marmelade in geeignete Gläser und verschließen sie sofort.

Holunder-Birnen-Marmelade

500 g Holunderbeeren

450 g Birnen

600 g Gelierzucker

Die gewaschenen und abgetropften Holunderbeeren werden zerdrückt, die Birnen entkernt und in Stücke geschnitten. Geben Sie die Früchte in einen Topf und lassen sie unter ständigem Rühren einkochen. Danach den Gelierzucker einrühren, die Masse aufkochen und anschließend in gut verschließbare Gläser füllen.

Holunder-Zwetschgen-Birnen-Marmelade

500 g Holunderbeeren

20 Zwetschgen

5 Birnen

500 g Zucker

500 ml Wasser

Mehl

Die Holunderbeeren werden gewaschen und gut abgetropft. Die Zwetschgen werden entsteint, die Birnen geschält und in kleine Stückchen geschnitten. Geben Sie die Früchte zusammen in einen Topf, fügen Zucker und Wasser hinzu und lassen den Fruchtmix zu einer weichen Masse einkochen. Wenn Sie möchten, können Sie die Marmelade noch mit etwas Mehl andicken. Die Marmelade wird heiß in gut verschließbare Gläser abgefüllt.

Holunderkompott

500 g Holunderbeeren
800 ml Wasser
120 g Honig
Saft einer unbehandelten
Zitrone
2 Eßlöffel Speisestärke
Wasser

Die gewaschenen und gut abgetropften Holunderbeeren werden zusammen mit Wasser und Honig bei geringer Wärmezufuhr etwa eine Viertelstunde gekocht und anschließend mit dem Saft einer unbehandelten Zitrone abgeschmeckt. Lösen Sie die Speisestärke nun in etwas Wasser auf, fügen sie dem Kompott zu und lassen die Masse so lange weiterköcheln, bis sie von der Stärke gebunden wird.

Sie können das Holunderkompott heiß oder kalt servieren – entweder pur oder als fruchtige Komponente, beispielsweise zu Grießpudding:

Variation 1:
25 g Butter
25 g Mehl
150 ml Sahne
100 ml Milch
1 kg Holunderbeeren
100 g Zucker
½ Teelöffel Zimtpulver

Bringen Sie etwas Butter in einer Pfanne zum Schmelzen und rösten darin unter ständigem Rühren etwas Mehl. Achten Sie jedoch darauf, daß das Mehl nicht zu dunkel röstet oder gar anbrennt. Ziehen Sie nun die Pfanne von der heißen Herdplatte, gießen Sahne und Milch dazu und rühren sie mit dem gerösteten Mehl glatt. Fügen Sie die entstielten, gewaschenen und abgetrockneten Holunderbeeren hinzu und schieben die Pfanne wieder auf die Herdplatte. Zusammen mit 75 Gramm Zucker lassen Sie die Mischung bei geringer Wärmezufuhr zu einem dicken Mus einkochen.

Vermischen Sie den restlichen Zucker mit dem Zimtpulver und bestreuen das Holunderkompott, das Sie entweder warm oder kalt – mit oder ohne Sahnehäubchen – servieren können.

Variation 2:

750 g Holunderbeeren

Butter

125 g Zwetschgen

2 bis 3 Birnen

200 g Zucker

1 Zimtstange

10 g Stärkemehl

250 ml Wasser

je nach Geschmack in Butter geröstete Semmelwürfel als Beilage

Die reifen und zuvor entstielten Beeren geben Sie einen großen Topf oder am besten in eine Kasserolle, in der Sie zuvor ein großes Stück Butter heiß werden ließen. Fügen Sie frische, entsteinte Zwetschgen, Birnenschnitze, Zucker und Zimt hinzu und lassen diese Fruchtmischung weich kochen. Verrühren Sie Stärkemehl und Wasser zu einem dünnen Mehlteig, den Sie nun über die eingekochte Fruchtmischung gießen und lassen Sie diese noch etwas kochen.

Servieren Sie die Holunderbeermasse am besten lauwarm. Nach Belieben können Sie vor dem Auftragen noch in Butter geröstete Semmelwürfel dazugeben.

Grießpudding

1 l Milch

Zucker je nach Bedarf

1 Vanillestange

1 Prise Salz

40 g Butter

220 g Vollweizengrieß

3 Eigelb

Geben Sie Milch, Zucker, die Vanillestange, Salz und Butter in einen Topf und kochen die Mischung auf. Rühren Sie den Grieß nun vorsichtig (klümpchenfrei) ein und lassen die Masse bei geringer Wärmezufuhr etwa eine Viertelstunde köcheln. Die Vanillestange wird aus der Masse entfernt und dann das Eigelb unter den Grieß gerührt. Lassen Sie die Masse in einer flachen Schüssel erkalten, danach können Sie sie entweder stürzen und in Scheiben schneiden oder mittels eines Eßlöffels Stück für Stück abstechen und anschließend in etwas Butter goldgelb ausbacken. Setzen Sie die Grießpuddingportionen auf das Holunderkompott, das in der Mitte eines Desserttellers verteilt wird.

Holundermus

500 g Holunderbeeren	Geben Sie die gewaschenen und kurz abgetropf-
250 g Zucker	ten Holunderbeeren zusammen mit Zucker und
25 g Mehl	Mehl in einen Topf und lassen die Zutaten auf-

Mehl in einen Topf und lassen die Zutaten aufkochen, bis das Mus eingedickt ist. Sie können Holundermus kalt oder warm servieren.

Variation:

500 g Holunderbeeren
Saft einer halben, unbehandelten Zitrone
Mark einer halben Vanilleschote
1 Zimtstange
250 g Gelierzucker

Geben Sie die gewaschenen und kurz abgetropften Holunderbeeren mit dem Mark einer halben Vanilleschote sowie der Zimtstange in einen Topf mit ein wenig Wasser. Erhitzen Sie die Mischung langsam und lassen sie etwa eine Viertelstunde bei mittlerer Hitze köcheln. Fügen Sie anschließend unter ständigem Rühren Gelierzukker, danach Zitronensaft hinzu. Das Fruchtmus nochmals einige Minuten kochen lassen, die Zimtstange herausnehmen und die Masse heiß in gut verschließbare Gläser füllen.

Holunder-Himbeer-Mus

1 kg Holunderbeeren
500 g Himbeeren
1,5 kg Gelierzucker

Die gesäuberten und abgetropften Holunderbeeren und Himbeeren werden zunächst bei mittlerer Hitze weichgekocht und danach durch ein Sieb passiert. Geben Sie nun Gelierzucker dazu und rühren die Masse so lange um, bis sich der Zucker aufgelöst hat. Füllen Sie das Holundermus in Gläser und verschließen diese sofort.

Holunder-Apfel-Speise

6 Blatt weiße Gelatine

500 ml Holunderbeersaft

Saft und Schale einer halben, unbehandelten Zitrone

50 g Zucker

1 Teelöffel gemahlener Zimt

2 Gewürznelken

2 mittelgroße Äpfel

125 ml Wasser

100 ml Apfelsaft

Saft einer halben, unbehandelten Zitrone

20 g Zucker

1 Eßlöffel Vanille-Puddingpulver

2 Eßlöffel Wasser

je nach Geschmack steif geschlagene Sahne und Zimt zum Garnieren

Zubereitung des Holundergelees: Lassen Sie die Gelatineblätter in kaltem Wasser einweichen. Erhitzen Sie den Holunderbeersaft zusammen mit der dünnen Schale und dem Saft einer halben Zitrone, Zucker, Zimt und Nelken bis kurz vor dem Kochpunkt. Die gut ausgedrückte Gelatine wird nun unter Rühren vorsichtig im Holunderbeersaft aufgelöst. Nehmen Sie die Zitronenschale und die Nelken wieder heraus, füllen die Flüssigkeit in Gläser ab und stellen diese etwa zwei Stunden kalt.

Zubereitung des Apfelkompotts: Die Äpfel werden geviertelt, entkernt und in dünne Spalten geschnitten, danach mit einem Achtelliter Wasser, Apfel- und Zitronensaft und Zucker gedünstet. Nehmen Sie die Apfelstücke wieder heraus. Das Vanille-Puddingpulver wird mit zwei Eßlöffeln Wasser glattgestrichen, anschließend in den Sud eingerührt und kurz aufgekocht. Bevor Sie das Apfelkompott zum Abkühlen beiseite stellen, werden die Apfelstücke wieder hinzugefügt.

Für das Holunder-Apfel-Dessert geben Sie Apfelkompott auf das Holundergelee und garnieren die Süßspeise mit geschlagener Sahne und ein wenig Zimtstaub.

Holunder-Brotaufstrich

400 g Holunderbeeren
300 g Birnen
300 g Äpfel
2 Eßlöffel Zitronensaft
10 g Geliermittel mit Pektin
400 g Honig
½ Teelöffel gemahlener Ingwer
½ Teelöffel gemahlener Zimt

Achten Sie darauf, daß Sie für die Zubereitung dieses leckeren Brotaufstriches am besten unbehandelte Früchte verarbeiten – auf jeden Fall aber sollten sie vor der Zubereitung gründlich geputzt und ihr Gewicht genau abgewogen sein. Die Holunderbeeren werden vorsichtig gewaschen und auf einem Küchentuch abgetropft. Schneiden Sie die Birnen und Äpfel in dünne Stifte und vermengen sie mit Holunderbeeren, Zitronensaft, Geliermittel und Honig. Diese fruchtig-süße Mischung wird aufgekocht, dann etwa zwei bis drei Minuten sprudelnd gekocht. Dann fügen Sie die gemahlenen Gewürze Ingwer und Zimt hinzu. Einmachgläser werden mit der heißen Masse randvoll gefüllt, sofort sorgfältig verschlossen und zum Auskühlen auf den Kopf gestellt. Bewahren Sie die Einmachgläser an einem kühlen und dunklen Platz auf.

Holundergrütze

1 l Holunderbeersaft
500 ml Wasser
1 Glas Rotwein
1 Prise Salz
Zucker
100 g Stärkemehl

Gießen Sie Holunderbeersaft und Wasser in einen Topf und lassen diese Mischung aufkochen. Fügen Sie ein Glas Rotwein hinzu und schmekken die Flüssigkeit mit einer Prise Salz und Zukker nach Belieben ab. Rühren Sie die Stärke mit ein wenig Wasser kalt an, geben sie in die kochende Flüssigkeit und lassen diese noch einmal kurz aufkochen. Holundergrütze schmeckt mit frisch geschlagener Sahne oder Vanillepudding.

Holunder-Kaltschale

3 Blatt weiße Gelatine
200 g Holunderbeeren
Saft und Schale einer
Viertelzitrone
50 g Zucker
½ Teelöffel Zimt
je 250 ml Wasser und
Weißwein (oder Apfelsaft)
einige Blättchen Zitronen-
melisse zum Garnieren

Weichen Sie zunächst die Gelatineblätter in kaltem Wasser ein. Vermengen Sie dann die gewaschenen und entstielten Holunderbeeren mit Zitronensaft und -schale, Zucker, Zimt, Wasser und Wein beziehungsweise Apfelsaft und lassen diese Mischung kochen. Lösen Sie die eingeweichte und anschließend ausgedrückte Gelatine in der heißen Flüssigkeit auf, füllen diese in Dessertschälchen und stellen sie in den Kühlschrank. Vor dem Servieren können Sie die Kaltschale noch mit einigen Blättchen Zitronenmelisse garnieren.

Variation 1:
2 Holunderblütendolden
1 l Milch
1 Eßlöffel Kartoffelmehl
Zucker und Salz zum
Abschmecken
2 Eigelb
2 Eiweiß
gezuckerte Holunderbeeren
als Einlage

Kochen Sie die zuvor durch ein Wasserbad geschwenkten und abgetropften Holunderblütendolden einige Minuten in Milch, danach nehmen Sie die Dolden wieder heraus. Fügen Sie unter ständigem Rühren Kartoffelmehl hinzu, schmecken nach Wunsch mit Zucker und Salz ab und verrühren anschließend das Eigelb in der Holundermilch. Schlagen Sie nun das Eiweiß zu einem steifen Schaum, stechen mit Hilfe eines oder zweier Löffel kleine Klöße ab, geben diese auf die Masse und lassen sie im zugedeckten Topf stocken. Anschließend füllen Sie die Holundermilch in Dessertschalen, fügen je Schälchen einige gezuckerte Holunderbeeren hinzu und lassen die Holundermilch erkalten.

Variation 2:

4 Holunderblütendolden
850 ml Milch
150 ml Sahne
180 g Zucker
3 Eßlöffel Milch
½ Eßlöffel Speisestärke
2 Eigelb
2 Birnen

Geben Sie Holunderblüten (gesäubert und abgetropft), Milch, Sahne und Zucker in einen Topf, lassen diese Mischung kurz aufkochen und anschließend noch etwa fünf Minuten ziehen. Fügen Sie die mit drei Eßlöffeln kalter Milch verrührte Speisestärke (zum Beispiel Maisstärke) hinzu und lassen die Masse nochmals kurz aufkochen. Das gut verrührte Eigelb vermengen Sie mit zwei bis drei Eßlöffeln dieser heißen Mischung und rühren dies anschließend unter die Milchmasse. Diese seihen Sie sofort ab und lassen sie gut auskühlen. Vor dem Servieren werden die Birnen geraspelt und auf den tiefen Tellern verteilt. Füllen Sie nun mit der ausgekühlten Holunderblütenmilch auf. Wenn Sie möchten, können Sie die Kaltschale nochmals in den Kühlschrank stellen.

Variation 3:

1 l Milch
1 Holunderblütendolde
75 g Zucker
1 Prise Vanillezucker
1 Prise Zimt
8 Scheiben Zwieback (nach Geschmack auch Vollkornzwieback)

Kochen Sie die Milch auf, geben Sie die gewaschenen, entstielten und abgetrockneten Holunderblüten in die heiße Milch und lassen die Mischung ziehen, bis sie auskühlt. Danach filtern Sie die Flüssigkeit durch ein Sieb, rühren Zucker, Vanillezucker und Zimt unter und gießen die erkaltete Milch über den zerbröckelten Zwieback in einen Dessertteller.

Holunder-Joghurt-Eis

300 ml Milch
3 Eigelb
50 g Zucker
300 g Joghurt
130 g Holunderblütensirup
50 ml Sahne

Gießen Sie die zuvor aufgekochte Milch auf eine schaumig geschlagene Masse aus Eigelb und Zucker, verrühren diese Mischung gut und geben sie wieder zurück in den Topf. Die Masse wird nun unter ständigem Rühren bei geringer Wärmezufuhr in der Weise erhitzt, daß das Eigelb bindet, die Masse jedoch nicht gerinnt. Lassen Sie den Topf nach dem Abkochen in einem Eiswasserbad auskühlen. Heben Sie Joghurt, Holunderblütensirup und die halbgeschlagene Sahne unter die Masse und lassen sie in der Eismaschine gefrieren.

Holundergefrorenes

1 l Wasser
100 ml Weißwein
50 ml Fruchtsaft
(nach Geschmack Grapefruit-, Orangen-, Apfel- oder Johannisbeersaft)
250 g Zucker
1 Schüssel frische Holunderblüten
geriebene Schale einer unbehandelten Zitrone
2 Eiweiß
Zitronenmelisse zum Garnieren

Vermengen Sie Wasser, Wein, Fruchtsaft Ihrer Wahl (zu Gefrorenem paßt am besten ein leicht herber Saft) und Zucker und rühren diese Mischung so lange, bis der Zucker sich aufgelöst hat. Füllen Sie die zuvor gewaschenen und gut abgetrockneten Blüten in die Flüssigkeit und lassen diese zwei Tage an einem kühlen Ort stehen. Anschließend filtern Sie die Blüten ab und stellen die Flüssigkeit einige Tage ins Kühlfach. Danach nehmen Sie die gefrorene Masse heraus, lassen sie antauen und schlagen sie mit einem Pürierstab auf. Heben Sie das zu Schnee geschlagene Eiweiß unter die Masse und lassen sie nochmals im Kühlfach frosten. Servieren Sie Holundergefrorenes am besten in vorgefrosteten Sektflöten oder -kelchen und garnieren pro Glas mit einem Blättchen Zitronenmelisse.

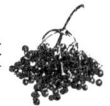

Variation:

125 ml trockener Weißwein

5 Gewürznelken

1 Zimtstange

3 Eßlöffel Zucker

500 g Äpfel

125 ml Holundersaft

4 Eßlöffel Blütenhonig

Saft und Schale einer

unbehandelten Zitrone

20 ml Apfelschnaps

3 Eiweiß

0,2 l Sekt

80 ml Wodka

Während der Weißwein mit Gewürznelken, Zimtstange und Zucker in einem Topf aufkocht, werden die Äpfel geschält, geviertelt, entkernt und anschließend in dünne Spalten geschnitten. Lassen Sie die Apfelstücke in Weißwein bei milder Hitze etwa fünf Minuten weich dünsten. Gut ausgekühlt, wird diese Mischung püriert. Geben Sie nun Holundersaft, Honig, geriebene Zitronenschale und Zitronensaft in einen Topf und lassen die Mischung aufkochen. Heben Sie die pürierten Äpfel nebst Flüssigkeit darunter und setzen Apfelschnaps zu. Nach dem Auskühlen schlagen Sie das Eiweiß steif, ziehen den Schnee vorsichtig unter die Masse und lassen diese, abgefüllt in eine Form, mindestens zwölf Stunden im Kühlfach frosten. Vor dem Servieren wird der Inhalt aus der Form in eine Rührschüssel gestürzt, mit Sekt und Wodka aufgefüllt und mit einem Schneebesen oder Rührgerät verschlagen. Serviert wird in vorgefrosteten Sektflöten oder -kelchen.

Holunderjoghurt

4 Becher Naturjoghurt

4 Eßlöffel Holunderbeersaft

4 Eßlöffel Holunderbeeren,

gekocht

Honig

Verrühren Sie Jogurt, Holunderbeersaft und Holunderbeeren zu einer Masse und schmecken diese nach Belieben mit Honig ab. Wenn Sie möchten, können Sie auch den Anteil Holunderbeersaft reduzieren und nach Geschmack Holunderblütensirup verwenden. Holunder-Jogurt schmeckt ebenso zum Frühstück wie auch zum Nachtisch.

Holunderjoghurtcreme

2 Eigelb
2 bis 3 Eßlöffel Zucker
2 Becher Naturjoghurt
5 Eßlöffel Holunderbeer-
marmelade
Saft und Schale einer
unbehandelten Zitrone
1 Päckchen weiße oder
rote Gelatine
2 Eiweiß

Geben Sie Eigelb und Zucker in eine Schüssel, rühren die Mischung schaumig und rühren Joghurt darunter. Fügen Sie Holunderbeermarmelade (nach Belieben können Sie auch jede andere Geschmacksrichtung oder Holunder-Fruchtmix-Marmeladen verwenden) hinzu und rühren die Masse noch einmal gut durch. Abgeschmeckt wird mit Zitronensaft und geriebener Zitronenschale. Heben Sie die nach Packungsanweisung aufgelöste Gelatine unter. Das zu Schnee geschlagene Eiweiß wird ebenfalls vorsichtig untergehoben. Stellen Sie die Holunder-Joghurt-Masse einige Stunden an einen kühlen Ort.

Holunderbeercreme

5 Blatt weiße Gelatine
250 ml Holunderbeersaft
125 ml Weißwein
6 Eigelb
60 g Zucker
2 Eßlöffel Johannisbeerlikör
250 ml Sahne
je nach Geschmack steif
geschlagene Sahne, Kokos-
streusel oder Schokoladenraspeln zum Garnieren

Während die Gelatineblätter einweichen, vermengen Sie Holunderbeersaft, Weißwein, Eigelb und Zucker in einem Topf und verrühren die Zutaten mit dem Schneebesen oder Handrührgerät (niedrigste Stufe). Dann wird die Masse unter ständigem Schlagen – bis eine eingedickte Creme entsteht – vorsichtig erhitzt. Rühren Sie nun die eingeweichte Gelatine klümpchenfrei unter, nehmen den Topf vom Herd und stellen ihn in einen größeren, mit kaltem Wasser gefüllten Topf und rühren die Masse mehrmals um, bis sie zu gelieren beginnt. Fügen Sie den Johannisbeerlikör hinzu und heben die steif geschlagene Sahne unter. Füllen Sie die Creme in Dessertschälchen und lassen sie etwa zwei Stunden im Kühlschrank ruhen. Die Holunderbeer-Creme kann entweder mit Sahnehäubchen, Kokosstreuseln oder Schokoladenraspeln (weiße Schokolade) garniert serviert werden.

Holunderdessert auf Sahne

250 ml Holunderbeersaft

4 bis 5 Eßlöffel Wasser

Saft einer unbehandelten Zitrone

1 bis 2 Eßlöffel Birnensaftkonzentrat

½ Teelöffel pflanzliches Bindemittel

20 g Mandelstifte oder -plättchen

125 ml Sahne

Verrühren Sie Holundersaft mit Wasser, Zitronensaft und Birnensaftkonzentrat. Nun fügen Sie das pflanzliche Bindemittel hinzu, rühren die Mandelstifte oder -plättchen ein und lassen die Masse etwas andicken. Abschließend heben Sie die steif geschlagene Sahne unter das Dessert.

Holunderblütenmousse

180 g weiße Schokoladenkuvertüre

200 g Mascarpone

150 g Magerquark

200 ml Holunderblütensirup

6 Blatt weiße Gelatine

2 Eßlöffel Holunderblütensirup

150 g geschlagenes Eiweiß

400 g geschlagene Sahne

je nach Geschmack frische Erdbeeren, Heidelbeeren oder Johannisbeeren als Beilage

Schmelzen Sie die weiße Schokoladenkuvertüre laut Packungsanweisung im heißen Wasserbad. Geben Sie Mascarpone, Magerquark und Holunderblütensirup (200 ml) in eine Schüssel und vermengen diese Zutaten unter Beigabe der geschmolzenen Schokoladenkuvertüre. Den zuvor in kaltem Wasser eingeweichten, dann gut ausgedrückten Gelatineblättern fügen Sie zwei Eßlöffel Holunderblütensirup zu und stellen das Gefäß so lange in ein heißes Wasserbad, bis die Gelatine aufgelöst ist und so in die vorbereitete Masse eingerührt werden kann. Bis kurz vor dem Stocken abkühlen lassen, danach heben Sie den steifen Eischnee und die steif geschlagene Sahne vorsichtig unter. Füllen Sie die Mousse in Dessertschälchen und lassen sie im Kühlschrank drei bis vier Stunden durchkühlen. Wenn Sie möchten, können Sie zur Mousse noch frische Erdbeeren, Heidelbeeren, schwarze oder rote Johannisbeeren reichen.

Holundercreme auf Buttermilch

100 ml Holunderbeersaft

200 ml Buttermilch

100 g saure Sahne

60 g Zucker

Saft einer halben, unbehandelten Zitrone

1 Eßlöffel Rum

4 Blatt weiße Gelatine

150 g Schlagsahne je nach Geschmack steif geschlagene Sahne, Schokoladenraspeln oder Mandelstifte zum Garnieren

Verrühren Sie Holunderbeersaft, Buttermilch und saure Sahne zusammen mit dem Zucker in einer Schüssel. Danach geben Sie Zitronensaft und einen Eßlöffel Rum hinzu. Lösen Sie die Gelatine entsprechend der Packungsanweisung auf und rühren sie vorsichtig unter die Masse. Sobald die Creme anfängt einzudicken, heben Sie die steif geschlagene Sahne unter. Füllen Sie die Masse in Schälchen und stellen diese drei bis vier Stunden in den Kühlschrank. Serviervorschlag: Verzieren Sie die Creme mit Sahnehäubchen, Schokoladenraspeln (weiße Schokolade) oder Mandelstiften.

Holunderbeermousse

4 Blatt weiße Gelatine

3 Eigelb

Wasser

75 g Puderzucker

125 ml Holunderbeersaft

Saft einer unbehandelten Zitrone

200 ml Sahne

500 ml Speiseeis, je nach Geschmack Erdbeer- oder Vanilleeis

je nach Geschmack etwas Holunderbeersaft und/oder einige frische Blättchen Zitronenmelisse zum Garnieren

Lassen Sie zunächst die Gelatineblätter in kaltem Wasser einweichen und anschließend in etwas heißem (bis kochendem) Wasser auflösen. Geben Sie das Eigelb zusammen mit drei Eßlöffeln heißem Wasser und Puderzucker in ein Gefäß und schlagen die Zutaten schaumig, bis die Masse eine fast weiße Farbe angenommen hat.

Rühren Sie nun Holunderbeersaft und Zitronensaft unter die Masse und fügen dann die aufgelöste Gelatine hinzu. Die Creme soll so lange auskühlen, bis sie beginnt zu gelieren. Ziehen Sie nun die steif geschlagene Sahne unter die Masse und stellen diese bis zum Servieren in den Kühlschrank. Angerichtet wird die Holundermousse auf einem „Spiegel" aus Speiseeis, den Sie dünn über den Dessertteller verteilen. Das Speiseeis wird hierzu vor dem Servieren zu einer gießfähigen Masse aufgetaut. Stechen Sie mit einem großen Eßlöffel sogenannte „Nocken" von

der Mousse und setzen diese auf den Speiseeis-
spiegel. Garnieren Sie die Komposition mit etwas Holunderbeersaft und einigen Blättchen der
Zitronenmelisse.

Variation:

Die Holundermousse – in dieser Variation serviert auf Vanillecreme – bereiten Sie
wie im oben genannten Rezept beschrieben. Während die Mousse kühl gestellt ist,
bereiten Sie aus folgenden Zutaten die Vanillecreme:

300 ml Milch
40 g Puderzucker
2 Eigelb
ausgelöstes Mark einer
Vanilleschote
3 Blatt weiße Gelatine
2 Eiweiß
200 ml Sahne
je nach Geschmack Holunder-
beersaft und/oder einige Blätt-
chen Zitronenmelisse

Schlagen Sie Milch mit Puderzucker, Eigelb und
Vanillemark unter Rühren ab, rühren die nach
Packungsanweisung eingeweichte, danach ausgedrückte Gelatine unter und stellen die Masse
so lange kühl, bis sie nahezu steif ist. Das steif geschlagene Eiweiß wird ebenso wie die steif geschlagene Sahne unter die Masse gehoben. Por-
tionieren Sie die Vanillecreme nun auf Dessert-
tellern und lassen die Masse im Kühlschrank fest
werden. Von der Holundermousse werden nun
mit einem Eßlöffel „Nocken" abgestochen und
auf der Vanillecreme angerichtet. Garnieren
können Sie mit einigen Spritzern Holunderbeersaft und einigen Blättchen der Zitronenmelisse.

Holunderpfannkuchen

125 g Mehl
250 ml Milch
3 Eier
1 Prise Salz
1 Päckchen Vanillezucker
50 g Butter
Holunderblüten
Puderzucker zum Bestäuben

Verrühren Sie die Zutaten bis auf die Holunderblüten zu einem glatten Teig und heben anschließend die Holunderblüten unter. Lassen Sie
den Pfannkuchen in der Pfanne auf beiden Seiten hellbraun ausbacken, rollen diesen danach
zusammen und bestreuen den Holunderpfann-
kuchen vor dem Servieren mit Puderzucker. Tip:
Wenn der Pfannkuchenteig besonders locker
sein soll, trennen Sie das Eiweiß, schlagen es zu
Schnee und heben es unter die glatte Teigmasse.

Hollerküchlein

Altem Volksglauben nach schmecken die mit frischen Holunderblüten zubereiteten Hollerküchlein am 24. Juni, dem Johannistag, nicht nur am besten – sie sorgen, an diesem speziellen Tag aufgetischt, auch dafür, daß die Familie das ganze Jahr über vor Krankheiten geschützt sein soll. Der Geburtstag Johannes des Täufers, der Sommersonnwendtag, liegt genau sechs Monate vor beziehungsweise nach Christi Geburt. Begangen wurde dieser Festtag früher unter anderem mit sogenannten „Johannisfeuern" oder auch geschmückten Johannisbäumen.

12 Holunderblütendolden
2 Eigelb
125 ml Milch
200 g Mehl
1 Päckchen Vanillezucker
1 Prise Salz
2 Eiweiß
Butterschmalz oder Öl
zum Ausbacken

Die Holunderblütendolden werden kurz in ein Wasserbad gelegt, vorsichtig hin- und hergeschwenkt und danach auf einem Tuch zum Trocknen ausgelegt. Die Blüten müssen trocken sein, ansonsten bleibt der Backteig an ihnen nicht haften. Bereiten Sie nun einen Teig aus Eigelb, Milch, Mehl, Vanillezucker und Salz. Heben Sie anschließend die steif geschlagene Eiweißmasse vorsichtig unter den Teig. Tauchen Sie die Dolden einzeln in die Teigmasse, legen sie mit dem Stiel nach oben in das heiße Fett und backen sie goldgelb aus.

Variation 1:
12 Holunderblütendolden
200 g Mehl
125 ml Milch
3 Eßlöffel Rum
2 Teelöffel Öl
2 Eigelb
1 Prise Salz
2 Eiweiß
1 Prise Zucker
100 ml Kokosfett zum Ausbacken
Zucker und Zimt zum Bestreuen

Die Holunderblütendolden werden, wie oben beschrieben, zuerst gesäubert und dann abgetropft. Bereiten Sie aus der angegebenen Menge Mehl, Milch, Rum, Öl, Eigelb und Salz einen dickflüssigen Teig, indem Sie die Zutaten gut miteinander verrühren. Danach schlagen Sie das Eiweiß mit Zucker steif und heben den Eischnee vorsichtig unter die Teigmasse. Nehmen Sie die Blütendolden einzeln am Stiel, tauchen sie in den Teig und lassen sie in dem zuvor in der Pfanne erhitzten Kokosfett hellbraun ausbacken. Die Hollerküchlein werden – nach Wunsch mit einer Mischung aus Zucker und Zimt bestreut – heiß serviert.

Variation 2:
12 Holunderblütendolden
160 g Mehl
150 ml Weißwein
1 Prise Salz
4 Eier
2 Eßlöffel Rum
Butterschmalz oder Öl
zum Ausbacken
Puderzucker

Die Holunderblütendolden werden gründlich gereinigt und getrocknet. Verrühren Sie Mehl, Weißwein und Salz und lassen diese Mischung etwa ein halbe Stunde lang ausquellen. Danach werden die Eier und der Rum untergerührt. Ziehen Sie jede Holunderblütendolde einzeln durch den Teig, geben sie dann in die Pfanne mit reichlich heißem Fett (erhitzen auf 180 °C) und lassen die Dolden etwa zwei bis drei Minuten goldgelb ausbacken. Vor dem Servieren lassen Sie die Hollerküchlein auf einem Küchentuch kurz abtropfen und bestäuben sie anschließend mit Puderzucker.

Variation 3:
10 Holunderblütendolden
200 g Mehl
250 ml Milch
2 Eßlöffel Rum
1 Prise Salz
2 Teelöffel Honig
1 Ei
Butterschmalz oder Öl
zum Ausbacken

Zum Bestäuben:
1 Teelöffel Zimt
2 Teelöffel Zucker

Die Holunderblüten werden, wie im erstgenannten Rezept beschrieben, gewaschen und getrocknet. Den Backteig bereiten Sie in dieser Rezeptvariation aus Mehl, Milch, Rum, Salz, Honig und Ei. Diese Zutaten werden zu einem flüssigen, klümpchenfreien Teig verrührt und etwa eine halbe Stunde zum Ausquellen beiseite gestellt. Die Blütendolden werden in den Teig getaucht und im heißen Fett ausgebacken. Anstelle von Puderzucker können die Hollerküchlein auch mit einer Mischung aus Zimt und Zucker bestreut werden.

Variation 4:

8 Holunderblütendolden
200 g Mehl
100 g Haferflocken
500 ml Milch
4 Eier
½ Teelöffel Salz
Butter oder Margarine zum Ausbacken
Zucker zum Bestreuen

Sieben Sie zunächst die angegebene Menge Mehl in eine Schüssel und mischen dann die Haferflocken unter. Geben Sie Milch, Eier und Salz in eine andere Schüssel und verschlagen diese Zutaten. Damit sich keine Klümpchen bilden, geben Sie die Masse am besten nach und nach in die Haferflocken-Mehl-Mischung und verrühren alles gut miteinander. Anschließend lassen Sie den Teig etwa eine Viertelstunde ruhen. In der Zwischenzeit können die Holunderblütendolden gewaschen und die Stengel dicht an der Blüte abgeschnitten werden. Lassen Sie Butter oder Margarine in der Pfanne heiß werden. Gießen Sie nun einen dünnen Pfannkuchen in die Pfanne, streuen die abgetropften Holunderblüten darüber und drücken diese leicht in die Teigfläche. Die Hollerküchlein werden von beiden Seiten goldgelb gebacken, anschließend heiß und mit Zucker bestreut serviert.

Holunderkipferl

120 g Butter
150 g Mehl
Hefe
3 Eßlöffel Milch
2 Eigelb
geriebene Schale einer unbehandelten Zitrone
Holundermarmelade
Puderzucker zum Bestäuben

Verarbeiten Sie Butter, Mehl, lauwarme Milch mit eingeweichter Hefe, Eigelb und geriebene Zitronenschale zu einem Teig und lassen diesen eine Stunde an einem kühlen Ort ruhen. Danach rollen Sie den Teig aus und rädeln ihn in Dreiecke. Geben Sie in die Mitte jedes Dreiecks einen Klecks Holundermarmelade und rollen die Teigflecken so zusammen, daß eine Ecke oben abschließt. Legen Sie die Kipferl auf ein gefettetes Backblech, bestreichen die Holunderkipferl mit etwas Eigelb und backen sie hellbraun aus. Wenn Sie möchten, können Sie die Kipferl nach dem Auskühlen leicht mit Puderzucker bestreuen.

Holundertorte

250 g Mehl
2 Eigelb
160 g Butter
80 g Zucker
geriebene Schale einer
unbehandelten Zitrone

Für den Belag:
500 g Holunderbeeren
100 ml Wasser
10 g Zucker
1 Eßlöffel Speisestärke
3 Eiweiß
70 g Puderzucker

Sieben Sie Mehl auf ein Backblech und drücken in die Mitte eine Vertiefung. Darin verrühren Sie das Eigelb, geben auf den Mehlrand Butterflöckchen, Zucker und die geriebene Zitronenschale und verkneten alle Zutaten zu einem Teig. Lassen Sie den Teig etwa eine halbe Stunde an einem kühlen Platz ruhen. Danach wird der Boden einer Springform gefettet, darin der ausgewellte Teig ausgelegt (mit Rand) und bei 180 °C gebacken.

Für den Belag werden die Holunderbeeren mit Wasser und Zucker aufgekocht, anschließend in ein Sieb gefüllt. Der aufgefangene Saft wird nochmals aufgekocht, mit der Speisestärke gebunden und die Masse ausgekühlt auf den fertig gebackenen (Gabeltest!) Tortenboden gestrichen. Anschließend wird das Eiweiß zu Schnee geschlagen und Puderzucker und die im Sieb aufgefangene Beerenmasse vorsichtig unter den Schnee gehoben. Streichen Sie die Schaummasse auf den Tortenboden und backen Sie die Torte nochmals fünf bis zehn Minuten. Die Holundertorte sofort servieren, da die Schaummasse schnell zusammenfällt.

Sambuca nigra spezial –
süße bis pikante Holundergerichte

Da reich an Vitaminen und Mineralstoffen, sollten Sie, wenn Sie es nicht schon längst getan haben, dem Schwarzen Holunder einen festen Platz in der natürlichen und gesunden Küche einräumen. Holunderblüten beispielsweise eignen sich hervorragend zum Abschmecken von Kohlrabi, Wirsing, Blumen- oder Weißkohlgemüse. Auch beim Abkochen von Kartoffeln entfalten Holunderblüten, etwa ein Eßlöffel dem Kochwasser zugesetzt, eine würzige Note und verleihen den abgekochten Kartoffeln eine kräftige Farbe. Auch Rotkohl und Holunder harmonieren in der Küche vorzüglich: Für eine geschmackliche Verstärkung sowie eine sattere Farbe geben Sie einen Schuß Holunderbeersaft zum Rotkohl und kochen beide Zutaten zusammen ab.

Apropos Farbe: Wenn Sie beispielsweise helles Gemüse wie Blumenkohl, Sellerie oder den eben genannten Kohlrabi farblich „aufpeppen" wollen, dann geben Sie einfach Holunderbeersaft ins Kochwasser oder legen Sie das Gemüse darin ein. Das appetitliche Rot wie auch der Holundergeschmack färben auf das eingelegte Gemüse ab. Auch Soßen lassen sich mit einem Schuß Holunderbeersaft optisch wie auch geschmacklich verfeinern.

Holunderbeersuppe

150 g Holunderbeeren	Die gewaschenen Holunderbeeren werden in einem halben Liter Wasser erhitzt, fünf bis zehn Minuten gekocht und anschließend püriert. In einem anderen Topf werden die geschälten und in Scheiben geschnittenen Äpfel mit Wasser und einem Stückchen Zitronenschale ebenfalls erhitzt und fünf bis zehn Minuten gekocht. Dann entfernen Sie die Zitronenschale aus der Suppe, binden diese mit in etwas Wasser angerührter Speisestärke und mischen anschließend das Holunderbeerenpüree unter. Abgeschmeckt mit Zitronensaft und Zucker servieren Sie die Holundersuppe kalt oder warm.
500 ml Wasser	
250 g Äpfel	
500 ml Wasser	
1 Stückchen Schale einer unbehandelten Zitrone	
20 g Speisestärke	
Zitronensaft	
Zucker nach Belieben	

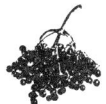

Variation 1:

500 g Holunderbeeren

1 l Wasser

40 g Zucker

1 Eßlöffel Milch

30 g Speisestärke

2 reife Birnen

Zitronensaft

Zucker

2 Eiweiß

Die gewaschenen und abgetropften Holunderbeeren werden in der angegebenen Menge Wasser erhitzt und eine halbe Stunde geköchelt. Danach streichen Sie die Masse durch ein Sieb und rühren den Zucker unter. Um die Suppe zu binden, geben Sie die mit Milch angerührte Speisestärke in diese Flüssigkeit. Die Birnen werden in dünne Streifen geschnitten und der Suppe zugefügt. Abgeschmeckt wird mit Zitronensaft und Zucker je nach Bedarf.

Schlagen Sie das Eiweiß zu einer steifen Masse, danach stechen Sie aus dem Eischnee mittels zweier Teelöffel kleine Klößchen aus, die Sie auf die Suppe geben und in etwa drei bis fünf Minuten garziehen lassen.

Variation 2:

300 g Holunderbeeren

1 bis 2 Äpfel

1 Birne

Zwetschgen nach Belieben

2 bis 3 Salbeizweige

1 Tasse Wasser

1 Eßlöffel Dinkel- oder

Kartoffelmehl

Zucker oder Honig

Die gewaschenen, entstielten Holunderbeeren werden mit ungeschälten, in kleine Würfel geschnittenen Äpfeln, Birnenschnitzen, entsteinten und zerkleinerten Zwetschgen, Salbeizweigen und Wasser etwa fünf Minuten aufgekocht. Zum Binden der Suppe rühren Sie einen Eßlöffel Dinkel- oder Kartoffelmehl mit etwas Wasser an und geben diese Mischung in die Suppe. Kochen Sie die Suppe nochmals auf, nehmen die Salbeizweige wieder heraus und schmecken die Speise mit Zucker oder Honig ab. Die Suppe kann kalt oder warm, mit Milch oder Sahne serviert werden.

Variation 3:

125 g Holunderbeeren
125 g Zwetschgen
1 Birne
Wasser
100 g Zucker
½ Teelöffel gemahlener Zimt
Saft einer unbehandelten
Zitrone
1 Glas Rotwein
1 Eßlöffel Speisestärke

Geben Sie die gewaschenen und entstielten Holunderbeeren mit den entkernten und zerkleinerten Zwetschgen und Birnenstücken in einen Topf und lassen die Früchte mit Wasser bedeckt etwa zwanzig Minuten kochen. Schmecken Sie anschließend die Fruchtsuppe mit Zucker, Zimt, Zitronensaft und Rotwein ab. Mit Speisestärke angedickt wird die Suppe heiß serviert.

Holundersuppe mit Weizenschrotklößchen

200 ml Wasser
3 ganze Nelken
1 Zimtstange
Schale und Saft einer
unbehandelten Zitrone
500 ml Holundersaft
3 Eßlöffel Honig
3 reife Birnen

Weizenschrotklößchen:
200 ml Milch
1 Eßlöffel Pflanzenmargarine
1 Prise Salz
60 bis 80 g feingemahlener
Weizenschrot
1 bis 2 Eßlöffel Honig
1 Eßlöffel Sesam, kurz geröstet
1 Ei

Bereiten Sie zunächst die Holundersuppe, für die Sie 200 ml Wasser mit Nelken, Zimtstange und Zitronenschale aufkochen, dann abkühlen lassen und anschließend den Holundersaft, Honig und Zitronensaft dazugeben. Nun raspeln Sie die drei reifen Birnen in die Suppe.

Die Klöße können Sie entweder frisch zubereiten oder vorbereiten. Für die Zubereitung kochen Sie zunächst Milch mit Margarine und Salz auf. Rühren Sie Weizenschrot, Honig und Sesam ein, danach mengen Sie das Ei unter und lassen die Mischung gut ausquellen. Mittels zweier Teelöffel formen Sie kleine Klößchen aus der Masse, geben diese in kochendes Salzwasser und lassen die Klößchen bei geringer Wärmezufuhr etwa zehn Minuten garen. Ausgekühlt geben Sie die Klöße in die Holundersuppe.

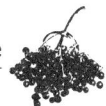

Holunderblüten-Milchsuppe mit Mehlklößchen

Blütenmilchsuppe:
12 Holunderblütendolden
2 l Milch
Zucker
Saft einer unbehandelten
Zitrone
6 Eigelb
Stärkemehl je nach
Geschmack

Mehlklößchen:
500 ml Milch
300 g Mehl
2 Eier
Salz
geriebene Muskatnuß

Die frischen Blüten werden entstielt, in den Topf mit kalter Milch gegeben und unter vorsichtigem Rühren aufgekocht. Lassen Sie die Mischung danach noch etwa eine Viertelstunde ziehen. Filtern Sie anschließend die Blütenmilch durch ein Sieb und drücken dabei die Blüten kräftig aus. Die Suppe kann nach Geschmack noch mit Zucker und ein wenig Zitronensaft abgeschmeckt werden. Die Blütenmilch wird nun mit Eigelb verrührt und nach Wunsch noch mit ein wenig Stärkemehl angedickt.

Für die Mehlklößchen wird zuerst Milch aufgekocht und darin nach und nach das Mehl eingerührt. Rühren Sie die Masse zu einem Kloß, lassen diesen noch etwa eine Minute erhitzen und ziehen dann den Topf von der Herdplatte. Fügen Sie Eier, Salz und Muskatnuß (nach Belieben) hinzu. Formen Sie mit Hilfe eines Eßlöffels kleine Klöße aus der Masse und lassen diese in Salzwasser etwa fünf bis zehn Minuten langsam garen.

Die Blütenmilchsuppe mit Klößcheneinlage wird warm serviert.

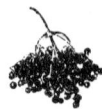

Holunderbeersuppe pikant

150 g Holunderbeeren
500 ml Wasser
1 große Zwiebel
80 g geräucherter Speck
4 Eßlöffel Öl
500 ml Rotwein
200 g Kürbis
Saft einer unbehandelten
Zitrone
½ Teelöffel Ingwerpulver
Salz und Pfeffer je nach
Geschmack
2 große Speisekartoffeln
4 Knoblauchzehen
2 Eßlöffel Pflanzenöl
je nach Geschmack einige
Holunderbeeren, Rosmarin
und Estragon zum Garnieren

Kochen Sie die Holunderbeeren – zweigen Sie zuvor einige Beeren zum Garnieren ab – mit Wasser auf und lassen sie etwa fünf Minuten ziehen. Anschließend gießen Sie das Wasser durch ein Sieb ab und streichen die Beeren zu einem Holundermus glatt. Schwitzen Sie die geschälte und in kleine Streifen geschnittene Zwiebel mit fein gewürfeltem Speck in einem Topf mit etwas Öl an. Löschen Sie mit Rotwein ab und füllen Sie die Mischung mit dem Holundermus auf. Fügen Sie das in feine Würfel geschnittene und entkernte Kürbis-Fruchtfleisch dazu, würzen die Suppe mit Zitronensaft, Ingwerpulver, Salz und Pfeffer und lassen sie eine Viertelstunde leicht köcheln.

Für die raffinierte Suppeneinlage schneiden Sie die gekochten Kartoffeln in feine Würfel und den geschälten Knoblauch in feine Scheiben und braten beides in heißem Öl scharf an. Serviert wird die Suppe mit den gerösteten Kartoffeln und Knoblauch, garniert mit einigen Holunderbeeren, etwas Rosmarin und Estragon.

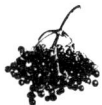

Holunderbeer-Relish

1 kg Holunderbeeren
500 g Äpfel
1 Stück frischer Ingwer
1 Zimtstange
Schale einer halben unbehandelten Zitrone
200 g Zucker
5 Eßlöffel Weißweinessig

Die verlesenen, entstielten, gewaschenen und abgetropften Holunderbeeren geben Sie in einen Topf, zerdrücken sie leicht und lassen sie bei geschlossenem Deckel etwa zehn Minuten kochen. Anschließend wird der Topfinhalt durch ein Sieb gestrichen und das Fruchtmark aufgefangen.

Die gewaschenen, geviertelten und entkernten Äpfel werden fein gewürfelt. Zwei Drittel der Äpfel werden zusammen mit dem geschälten und geraspelten Ingwer, der Zimtstange, 150 Gramm Zucker, drei Eßlöffeln Weißweinessig und der geriebenen Zitronenschale zum Fruchtmark hinzugefügt und diese Mischung unter ständigem Rühren zu einer zähflüssigen Masse eingekocht. Geben Sie nun die verbliebenen Äpfel hinzu und schmecken mit dem restlichen Zucker und ein bis zwei Eßlöffeln Weißweinessig ab. Kochen Sie die Masse nochmals kurz auf, danach wird die Zimtstange herausgenommen.

Ausgekühlt schmeckt das Relish köstlich unter anderem zu gebratenem oder geräuchertem Fleisch, Wild oder Gemüse.

Holunderbeer-Chutney

1 kg Holunderbeeren
1 große rote Zwiebel
600 ml Essig
1 Teelöffel Ingwer, gemahlen
4 Eßlöffel Zucker
1 Teelöffel Salz
1 Teelöffel Senfkörner
1 Prise Cayennepfeffer

Die gewaschenen und abgetrockneten Holunderbeeren werden zerdrückt. Geben Sie die Holunderbeerenmasse zusammen mit der in kleine Stücke geschnittenen Zwiebel und den anderen Zutaten in einen Topf und kochen die Mischung zu einer zähflüssigen Masse ein. Das Holunderbeer-Chutney wird heiß in Gläser gefüllt. Mit diesem Chutney können Sie beispielsweise kurz gebratenem Fleisch eine herrlich würzige Note verleihen.

Holunderblütenessig

Holunderblüten

1 l Apfelessig

Wenn's schnell gehen soll, empfiehlt es sich, fertigen Essig zu verwenden und diesen mit Holunderblüten anzusetzen. Geben Sie so viele gewaschene und entstielte Holunderblüten in einen Krug oder in eine weithalsige 1-Liter-Flasche, daß etwa die Hälfte des Gefäßes aufgefüllt wird. Übergießen Sie die Blüten mit der angegebenen Menge Apfelessig und lassen diese Mischung gut verschlossen zwei Wochen an einem sonnigen Platz ziehen. Danach filtern Sie den so gewonnenen Essig durch ein Sieb und drücken dabei die Holunderblüten kräftig aus. Füllen Sie den Essig in geeignete Flaschen und stellen diese gut verschlossen an einen kühlen Platz. Holunderessig verleiht Salatsoßen wie auch Fischmarinaden eine interessant-würzige Note.

Holunderbeeressig

2 Eßlöffel Holunderbeeren

100 ml Essigessenz (25 %)

100 ml Wasser

300 ml Rotwein

Geben Sie alle Zutaten in eine gut verschließbare Flasche und lassen Sie die Mischung eine Woche ziehen. Danach werden die Beeren abgefiltert, der Essig wieder in eine Flasche abgefüllt.

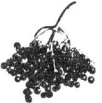
Variation:

500 ml Rotwein

4 Eßlöffel Essigessenz

150 g Holunderbeeren

Vermengen Sie Rotwein und Essigessenz und lassen diese Mischung einige Tage ziehen. Die gewaschenen und abgetrockneten Holunderbeeren füllen Sie in ein Gefäß – am besten in eine weithalsige Glasflasche – und übergießen sie mit der Rotwein-Essig-Mischung. Verschließen Sie die Flaschenöffnung mit einem Mull- oder Leinentuch, und lassen die Holunderbeeren in dieser Flüssigkeit etwa eine Woche ziehen. Je nach Geschmack können Sie den Holunderbeeressig schon abfüllen oder noch weiter ziehen lassen, bis der Essig die gewünschte Würze erreicht hat.

Holunderöl

Holunderbeeren nach Bedarf

Aus frischen Holunderbeeren läßt sich ein gleichermaßen köstliches wie bekömmliches Speiseöl herstellen. Besonders zu frischen Salaten paßt ein Dressing aus Holunderöl vorzüglich. Die gewaschenen, entstielten und gut abgetrockneten Holunderbeeren werden in einem Topf (ohne die Zugabe von Wasser) etwa zehn Minuten gekocht. Filtern Sie den Saft durch ein Sieb in ein anderes Gefäß. Lassen Sie den Saft einige Stunden stehen. Nach dieser Zeit setzt sich das Öl nach oben ab, kann mit einem Löffel vorsichtig abgeschöpft und in eine dunkle Glasflasche abgefüllt werden. Lagern Sie die Flasche mit Holunderöl an einem dunklen und kühlen Platz.

Sambuca nigra – saftig-spritzige Getränke

Der Saft von Holunderbeeren bildet bei vielen Rezepten die Basis für die Herstellung eines köstlichen wie gesunden Holundergetränks. Achten Sie darauf, vor der Verarbeitung unreife Beeren auszusortieren, da diese – wie auch die Kerne der Früchte – in rohem Zustand Übelkeit und Durchfall verursachen können. Zwar wird durch das Erhitzen und Aufkochen der giftige Inhaltsstoff Sambunigrin (wie auf Seite 28 ausführlich erklärt) ausgemerzt – das vollmundige Fruchtaroma von Holundersaft allerdings wird Sie für diesen kleinen Aufwand entschädigen.

Saft können Sie einmal mittels eines Dampfentsafters gewinnen: Dazu verteilen Sie die gewaschenen und entstielten Beeren auf dem Siebeinsatz des Entsafters und entsaften mit oder ohne Zucker nach dem vorgeschriebenen Prinzip. Der frisch gewonnene Saft wird sofort in gut verschließbare Flaschen gefüllt. Sie können aber auch nach alter Tradition entsaften: Geben Sie die zerkleinerten oder leicht zerdrückten Beeren in einen Topf, bedecken sie mit Wasser und bringen sie langsam zum Kochen. Nachdem sie leicht abgekühlt sind, füllen Sie die Beeren in ein feines Sieb. Ein Tip: Sie erhalten einen klaren Saft, wenn das Sieb mit einem Mulltuch ausgelegt wird. Der geklärte Saft wird in einem Topf aufgefangen und anschließend kurz aufgekocht, bevor er in Flaschen abgefüllt wird.

Es empfiehlt sich, für Säfte und kalten Tee abgekochtes Wasser zu verwenden. Diverse Teerezepte rund um den heilkräftigen Holunder finden Sie übrigens im Kapitel „Holunderapotheke", das neben alten Hausmitteln auch köstliche Teemischungen in Kombination mit anderen Kräutern, so zum Beispiel Fenchel, Brennessel, Schachtelhalm oder Huflattich, vorstellt.

Holunderblättertee

2 g Holunderblätter
1 Tasse Wasser

Legen Sie die Holunderblätter in einen Topf, gießen das kalte Wasser darüber und lassen die Mischung etwa eine Minute aufkochen. Eine Minute durchziehen lassen und anschließend durch ein Sieb in ein vorgewärmtes Teeglas gießen. Wenn Sie möchten, können Sie mit ein wenig Honig süßen.

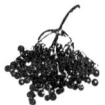

Holunderblütentee

1 Teelöffel getrocknete Holunderblüten	Überbrühen Sie die getrockneten Holunderblüten in der Tasse mit kochendem Wasser und lassen den Tee etwa fünf bis zehn Minuten ziehen.
1 Tasse Wasser	Danach filtern Sie die Flüssigkeit durch ein Sieb in eine andere, am besten vorgewärmte Tasse und süßen den Tee nach Wunsch mit ein wenig Honig oder Kandiszucker.

Variation:

80 ml Holunderblütentee	Bereiten Sie Holunderblütentee wie im vorangehenden Grundrezept beschrieben und mischen anschließend mit Melissentee und dem ausgepreßten Saft einer unbehandelten Zitrone. Der Teemix wird gut verrührt und nach Geschmack mit Honig gesüßt. Diese Mischung schmeckt sowohl kalt als auch heiß.
80 ml Melissentee	
Saft einer halben unbehandelten Zitrone	
Honig	

Holunderblütensaft

7 Holunderblütendolden	Bedecken Sie den Boden eines ausreichend großen, gut verschließbaren Gefäßes mit Holunderblüten und gießen Sie Wasser und Weinsteinsäure darüber. Nach 24 Stunden, die diese Mischung durchziehen muß, geben Sie die in Scheiben geschnittenen Zitronen hinzu und lassen das Ganze nochmals 24 Stunden stehen. Dann filtern Sie die Flüssigkeit durch ein Sieb, rühren den Zucker ein, bis er sich gelöst hat. Der Saft aus Holunderblüten kann nun in gut verschließbare Flaschen abgefüllt und an einem kühlen Platz gelagert werden.
7 l Wasser	
15 g Weinsteinsäure	
2 unbehandelte Zitronen	
1 kg Zucker	

Holunderbeersaft

5 kg Holunderbeeren	Kochen Sie die gewaschenen Holunderbeeren mit etwas Wasser kurz auf und füllen danach die Beerenmasse in ein – am besten mit einem Küchen- oder Mulltuch ausgelegtes – Sieb. Den Saft lassen Sie – unter Zugabe von etwas Zucker – über Nacht ablaufen. Am nächsten Morgen wird der so gewonnene Saft vorsichtig aufgekocht und anschließend heiß in Flaschen abgefüllt.
1 l Wasser	
Zucker	

Holunderbeersirup

1 l Holunderbeersaft	Gießen Sie Holunderbeersaft in eine Glasschüssel, fügen den am besten frisch ausgepreßten Zitronensaft hinzu und rühren den Zucker gründlich ein. Lassen Sie die Mischung etwa einen Tag stehen. Rühren Sie den Sirup in dieser Zeit einige Male um. Anschließend kann der Holunderbeersirup in Flaschen gefüllt und später für leckere Süßspeisen oder Mixgetränke verwendet werden.
Saft von 2 unbehandelten Zitronen	
1 kg Zucker	

Holunderblütensirup

4,5 l Wasser	Vermengen Sie Wasser und Zucker und kochen diese Mischung etwa fünf Minuten. Nach dem Abschäumen rühren Sie vorsichtig Zitronensäure hinzu. Gießen Sie nun das Zuckerwasser über die Holunderblütendolden und lassen sie in der Flüssigkeit 24 Stunden ziehen. Anschließend wird der Sirup durch ein Sieb gefiltert und in geeignete, am besten dunkle Flaschen umgefüllt.
4,5 kg Zucker	
70 g Zitronensäure	
1,3 kg Holunderblütendolden	

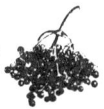

Mit Wasser verdünnt und mit Eiswürfeln versetzt, bietet Holundersirup eine köstliche Grundlage für ein Erfrischungsgetränk. Mit ein wenig Sirup von Holunderblüten lassen sich aber auch Kräutertees versüßen.

Heißer Holundertrunk

Schale und Saft einer
unbehandelten Orange
Schale und Saft einer
unbehandelten Zitrone
350 ml Holundersaft
500 ml schwarzer Tee
2 Eßlöffel Ahornsirup
2 Päckchen Vanillezucker

Die Schalen der unbehandelten Zitrone und Orange werden zunächst dünn abgeschält, anschließend die Früchte ausgepreßt. Schale und Saft von Zitrone und Orange werden mit Holundersaft und Schwarztee in einem Topf erhitzt. Das Holundergetränk wird dann mit Ahornsirup und Vanillezucker abgeschmeckt und heiß serviert.

Holunderblütenlimonade

30 frische Holunderblüten
3 Zitronen
3 l Wasser
1,5 kg Zucker
50 g Zitronensäure oder
Ascorbinsäure

Die Holunderblüten werden kurz gewaschen, die Zitronen geschält und in Scheiben geschnitten. Geben Sie alle Zutaten in einen großen Topf und lassen diesen abgedeckt zwei bis drei Tage stehen. Bevor Sie die Flüssigkeit in Flaschen abfüllen, werden erst noch die Blüten und Zitronen abgeseiht. Je nach Geschmack kann diese Flüssigkeit nun mit Wasser oder Mineralwasser (beispielsweise in einem Verhältnis 1 : 5) verdünnt werden.

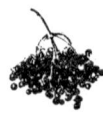

Variation 1:

5 unbehandelte Zitronen

12 Holunderblütendolden

5 l Wasser

620 g Zucker

Schneiden Sie die Zitronen in Scheiben und geben diese zusammen mit Holunderblüten, Wasser und Zucker in eine Schüssel. Die Mischung wird aufgerührt und das gut verschlossene Gefäß anschließend fünf bis sechs Tage an die Sonne oder einen warmen Platz gestellt. Sobald sich Bläschen bilden, können Sie die Limonade abfiltern und in Flaschen abfüllen. Achten Sie auf feste Verschlüsse, am besten Sie nehmen Flaschen mit Patentverschlüssen. Servieren Sie die Limonade gut gekühlt – wenn Sie möchten, noch mit einem Spritzer Beerensirup verfeinert.

Variation 2:

15 Holunderblütendolden

1 bis 2 unbehandelte Zitronen

600 g Zucker

30 g Weinsteinsäure

3 l Wasser

Legen Sie die ungewaschenen Dolden mit Blüten und Stengeln in eine Schüssel, bedecken diese mit in Scheiben geschnittenen Zitronen und bestreuen alles mit der angegebenen Menge Zucker. Die gut abgedeckte – entweder mit Folie oder Deckel – Schüssel bleibt über Nacht stehen. Am nächsten Vormittag wird die Mischung gut durchgerührt, anschließend Weinsteinsäure aus der Apotheke und Wasser zugefügt. Lassen Sie die eingeweichten Dolden nun bis zum Abend stehen, rühren die Mischung dann nochmals kräftig durch und schütten – nachdem Sie die Zitronenscheiben gründlich ausgedrückt haben – den Inhalt der Schüssel durch ein Sieb. Das Erfrischungsgetränk wird am besten kühl serviert.

Variation 3:

7 Holunderblütendolden

1 kg Birnendicksaft

3 unbehandelte Zitronen

40 g Weinsteinsäure

8 l Wasser

Geben Sie die in Wasser geschwenkten und kurz abgetropften Holunderblütendolden in ein ausreichend großes und gut verschließbares Gefäß und übergießen sie mit Birnendicksaft. Fügen Sie die in Scheiben geschnittenen Zitronen, Weinsteinsäure und Wasser hinzu, verrühren die Mischung gründlich und lassen sie acht bis zehn

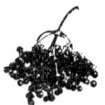

Tage stehen. Das Gefäß muß zwischendurch kräftig geschüttelt werden, damit sich die gesetzten Zutaten wieder verteilen. Nach Ablauf der vorgegebenen Ruhephase wird der Inhalt des Gefäßes durch ein Sieb gefiltert. Die Limonade aus Holunderblüten schmeckt gut gekühlt am besten.

Holundertrunk

250 ml Holunderbeersaft
Saft von drei unbehandelten Zitronen
250 ml Mineralwasser
Honig

Für diesen erfrischenden und wohlschmeckenden Holundertrunk geben Sie die Zutaten in ein entsprechend großes Gefäß, verrühren die Mischung und süßen nach Belieben mit Honig.

Holunder-Kirsch-Trunk

150 ml Holunderbeersaft
200 ml Kirschsaft
400 ml Mineralwasser
Saft von zwei unbehandelten Zitronen
Honig

Gießen Sie Holunderbeersaft, Kirschsaft und Mineralwasser in ein größeres Gefäß und verrühren die Zutaten. Wenn Sie möchten, können Sie den gesunden Fruchtmix noch mit Honig abschmecken.

Holunder-Milchdrink

2 Likörgläschen Holunderbeersaft
500 ml Milch

Geben Sie den Holunderbeersaft zusammen mit der Milch in ein Gefäß und rühren – besser noch: schütteln – die Zutaten gründlich durch. Servieren Sie den Holunder-Milchdrink, gut gekühlt, in hohen Gläsern mit oder ohne Strohhalm.

Holunder-Buttermilch-Drink

600 g Buttermilch	Für vier Portionen verquirlen Sie Buttermilch
4 Teelöffel Honig	mit Honig, anschließend mischen Sie den Ho-
200 ml ungesüßter Holunder-	lunderbeersaft unter – fertig ist der gesunde Er-
beersaft	frischungsdrink mit Holunder.

Holunderbowle

2 unbehandelte Zitronen
200 ml Holundersirup
1,5 l Weißwein
2 l Mineralwasser
Holunderblüten

Die Zitronen werden gewaschen, in kleine Stükke geschnitten und zusammen mit dem Holundersirup und Weißwein in eine große Glasschüssel gegeben. Rühren Sie die Mischung gut durch und lassen sie einen halben Tag ziehen. Das Mineralwasser wird erst kurz vor dem Servieren dazugegossen. Nicht nur dekorativ, sondern auch geschmackvoll wirkt eine halbe Handvoll gezupfter Holunderblüten, die in die Bowle gegeben werden.

Variation 1:
10 Holunderblütendolden
einige Blättchen Zitronenmelisse
2 Flaschen Weißwein
1 Flasche Sekt

Geben Sie Holunderblüten, Zitronenmelisse und Weißwein in ein entsprechend großes Gefäß und lassen diese Mischung an einem kühlen Platz einen halben Tag ziehen. Danach filtern Sie die Flüssigkeit durch ein feines Sieb und gießen die erfrischende Bowle vor dem Servieren mit gekühltem Sekt auf.

Variation 2:
300 ml Holunderbeersaft
1 Flasche Weißwein
2 Kiwi
1 Flasche Prosecco

Gießen Sie Holunderbeersaft und Weißwein in eine Glasschüssel und rühren die Mischung um. Die geschälten und in Scheiben geschnittenen Kiwi zur Bowle geben. Die Flasche Prosecco wird erst kurz vor dem Servieren eingerührt.

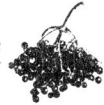

Variation 3:

6 Holunderblütendolden

6 Teelöffel Erdbeersirup

2 Flaschen Weißwein

2 Flaschen Sekt

Geben Sie die Holunderblütendolden in ein Sieb, träufeln Sie Erdbeersirup darüber und lassen die Blüten gut durchziehen. Füllen Sie die Blüten anschließend in ein entsprechend großes, gut verschließbares Gefäß, gießen Weißwein darüber und lassen diese Mischung über Nacht im Kühlschrank oder an einem anderen kühlen Platz stehen. Am nächsten Morgen nehmen Sie die Blüten wieder heraus, seihen die Flüssigkeit durch ein Sieb und füllen die Holunder-Erdbeer-Bowle mit Sekt auf. Wenn Sie möchten, können Sie statt Erdbeersirup auch eine andere Geschmacksrichtung, zum Beispiel Himbeersirup, verwenden.

Holunderbrandy

1 kg Holunderbeeren

125 g Zucker

1 Flasche Weinbrand

Die Holunderbeeren werden vor der Weiterverarbeitung gewaschen und entstielt. Geben Sie die Beeren nun in einen Topf, streuen den Zucker darüber und kochen sie im geschlossenen Topf. Sobald die Beeren geplatzt sind, stampfen Sie sie gut durch. Legen Sie nun ein auf ein Gefäß aufgesetztes großes Sieb mit einem Mulltuch aus, füllen die Masse ein und lassen sie über Nacht abtropfen. Mischen Sie den so gewonnenen Saft mit Weinbrand, füllen diese Flüssigkeit in Flaschen um und lassen diese, gut verschlossen, vor Gebrauch mindestens sechs Wochen stehen.

Holunderbeerlikör

Für die Herstellung von Likören mischen Sie normalerweise ein bis eineinhalb Kilogramm Früchte, in diesem Fall Holunderbeeren, mit einem Liter reinem Weingeist (95 %), einem Kilogramm Zucker und zwei bis drei Liter abgekochtem Wasser. Statt Weingeist (in der Apotheke erhältlich) können Sie aber auch Obstwasser oder Korn verwenden. Bedenken Sie dabei jedoch, daß diese Fruchtbranntweine in der Regel durchschnittlich 50 bis 60 Prozent Wasser enthalten – somit muß in der Rezeptur der Wasseranteil entsprechend reduziert und die Zugabe von Obstwasser anteilig erhöht werden.

Bei dem Zusatz von Zucker empfiehlt es sich, den Zucker – wenn im Rezept nicht anders beschrieben – mit der vorgeschriebenen Menge·Wasser gut aufzukochen und das Zuckerwasser abgekühlt der Saft-Obstwasser- (oder Weingeist-)Mischung zuzusetzen.

---

2 kg Holunderbeeren

1,5 l Wasser

1 kg Zucker

3 Päckchen Vanillezucker

1 Zimtstange

3 Gewürznelken

1 kleines Stückchen Ingwer

750 ml Korn (Obstwasser)

Die Holunderbeeren werden entstielt, gewaschen und in Wasser ausgekocht. Gießen Sie die Mischung durch ein Leintuch, die Holunderbeeren werden dabei aber nicht ausgedrückt. Setzen Sie dem Absud die entsprechende Menge Zucker, Vanillezucker und Gewürze – Zimtstange, Nelken und Ingwer – bei und lassen die Flüssigkeit etwa eine halbe Stunde lang köcheln. Einen Liter davon mischen Sie anschließend mit einem Dreiviertelliter Korn, füllen diese Mischung in Flaschen ab und lassen diese gut verschlossen stehen.

Variation 1:

1,5 kg Holunderbeeren

1 l Wasser

750 g Zucker

500 ml Rum (40 oder 54 %)

Bittermandelaroma

Kochen Sie die Holunderbeeren etwa eine halbe Stunde in der angegebenen Menge Wasser. Filtern Sie die Flüssigkeit durch, vermengen den Zucker mit dem Saft und kochen diese Mischung erneut auf. Nach dem Erkalten geben Sie den Rum dazu – wenn Sie möchten, auch noch einige Tropfen Bittermandelaroma.

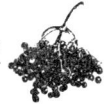

Variation 2:

150 g Holunderbeeren
100 g Zucker
1 Zimtstange
250 ml Obstbrand

Brausen Sie die Holunderbeeren ab und lassen sie anschließend abtropfen. Setzen Sie die Beeren mit Zucker, Zimtstange und einem Viertelliter Obstbrand etwa sechs Wochen in einer dunklen Flasche an. Danach wird der Likör gefiltert und abgefüllt.

Variation 3:

1,75 kg Holunderbeeren
1 l Wasser
500 g Zucker
4 Päckchen Vanillezucker
1 Flasche Rum (54 %)

Kochen Sie die Holunderbeeren mit der angegebenen Menge Wasser auf, seihen Sie die Flüssigkeit danach ab und lassen sie abkühlen. Nachdem Zucker und Vanillezucker zugesetzt wurden, wird die Flüssigkeit erneut aufgekocht und mit Rum aufgefüllt. Rühren Sie die Mischung gut um und füllen sie heiß in Flaschen ab.

Holunderpunsch

1 l Holundersaft
500 ml starker Tee
Schale und Saft einer
unbehandelten Zitrone
Schale und Saft einer
unbehandelten Orange
1 Zimtstange
2 Nelken
1 Teelöffel Sanddornsirup
Zucker je nach Geschmack
1 bis 2 Eigelb nach Belieben

Geben Sie alle Zutaten – bis auf einen Teelöffel Sanddorn und Zucker – in einen Topf und erhitzen Sie die Mischung bis kurz vor den Siedepunkt. Anschließend schmecken Sie mit Sanddorn und Zucker ab, filtern die Flüssigkeit durch ein feines Sieb und servieren den Punsch in entsprechenden Gläsern.

Wenn Sie möchten, können Sie den Punsch auch noch mit ein bis zwei Eigelb – in drei bis vier Eßlöffel lauwarmer Punschflüssigkeit verquirlt und dem Punsch beigesetzt – verfeinern.

Variation 1:

2 Äpfel

Saft einer unbehandelten
Zitrone

1 Eßlöffel Honig

2 Zimtstangen

½ Tasse Wasser

500 ml Holunderbeersaft

Die Äpfel werden geschält, entkernt und in kleine Stücke geschnitten. Geben Sie die Apfelstükke, den ausgepreßten Saft einer Zitrone, Honig und Zimtstangen in einen Topf, fügen eine halbe Tasse Wasser hinzu und lassen die Mischung etwa drei Minuten dünsten. Füllen Sie nun mit einem halben Liter Holunderbeersaft auf und erhitzen den Punsch etwa zwei Minuten. Das aromatische Getränk wird heiß serviert.

Variation 2:

1 l Holunderbeersaft

1 Zimtstange

Saft einer unbehandelten
Zitrone

weißer Kandiszucker

125 ml Rum

Holunderbeersaft wird mit Zimt und Zitronensaft erhitzt und nach Wunsch mit weißem Kandiszucker abgeschmeckt. Abschließend geben Sie den Rum dazu. Holunderbeerenpunsch wird am besten heiß serviert und getrunken.

Variation 3 - alkoholfrei:

500 ml schwarzer Tee

500 ml Holunderbeersaft

250 ml Apfelsaft

4 Orangen

1 Vanilleschote

2 Zimtstangen

1 Eßlöffel Nelken

1 Eßlöffel ganzer Anis

60 g weißer Kandiszucker

Vermengen Sie Tee, Holunderbeer- und Apfelsaft. Schälen Sie die Orangen so, daß dünne, spiralenförmige Streifen von der Schale abgetrennt werden, schneiden Sie eine Orange in dünne Scheiben und pressen Sie aus den restlichen den Saft. Schale und Saft der Orangen mit dem Mark der Vanilleschote, den Zimtstangen, Nelken, dem Anis und Kandiszucker dem Fruchtsaftmix hinzufügen und erhitzen.

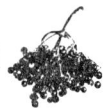

Holunderglühwein

250 ml Holunderbeersaft
250 ml Rotwein
250 ml Mineralwasser
Schale einer unbehandelten
Zitrone
1 Zimtstange
1 Teelöffel Nelken
Honig

Gießen Sie Holunderbeersaft, Rotwein und Mineralwasser in einen Topf und erhitzen diese Mischung langsam. Fügen Sie Zitronenschale, Zimtstange und Nelken hinzu – je nach Geschmack können Sie natürlich auch das eine oder andere Gewürz austauschen oder weglassen. Die Gewürze kurz im Glühwein ziehen lassen, danach wieder aus der Flüssigkeit entfernen. Wenn Sie möchten, können Sie den Glühwein mit Honig süßen.

Holunderblütensekt

10 Holunderblütendolden
2 unbehandelte Zitronen
6 l Wasser
1 kg Zucker
250 ml Weinessig

Brausen Sie die Holunderblütendolden ab, lassen sie abtropfen und schichten sie anschließend in ein großes – am besten ein etwa zehn Liter fassendes – Gefäß. Die in Scheiben geschnittenen Zitronen werden hinzugegeben.

Vermengen Sie Wasser, Zucker und Weinessig und kochen diese Flüssigkeit auf. Abgekühlt füllen Sie diese Mischung ebenfalls in das Gefäß, verschließen dieses mit einem Leintuch und stellen es fünf bis sechs Tage an einen sonnigen, warmen Platz. Anschließend filtern Sie die Holunderblüten und Zitronenscheiben ab und füllen die Flüssigkeit in gut verschließbare Sektflaschen. Nach etwa einer Woche ist die Flaschengärung beendet. Holundersekt sollte innerhalb von drei bis vier Monaten aufgebraucht werden.

115

Holunderwein

10 bis 15 Holunderbeeren-	Vermengen Sie die Zutaten, geben Sie alles in ein
dolden	großes Gefäß und lassen dieses – gut abgedeckt –
10 l Wasser	etwa zwei Wochen in der Sonne stehen. Rühren
125 ml Weinessig	Sie die Flüssigkeit in dieser Zeit mehrmals um.
1 kg Zucker	Wenn die angesetzte Mischung zu perlen be-
2 bis 3 unbehandelte Zitronen	ginnt, lassen Sie sie noch weitere zwei bis drei

Tage stehen, filtern sie ab und füllen dann in Flaschen um. Lagern Sie den Holunderwein an einem kühlen Platz.

Variation:	Die in Scheiben geschnittenen Zitronen werden
2 unbehandelte Zitronen	mit den kurz in Wasser geschwenkten Holun-
10 bis 12 Holunderblüten	derblüten und den anderen Zutaten in ein ent-
6 l Wasser	sprechend großes und gut verschließbares Gefäß
1 Tasse Essig	gegeben. Lassen Sie diese Mischung 24 Stunden
1 kg Zucker	stehen, danach filtern Sie die Flüssigkeit durch
1 Tüte Weinsteinsäure aus der	ein Sieb. Füllen Sie den Holunderwein in geeig-
Apotheke	nete Flaschen um, die Sie anschließend an einem

kühlen Platz aufbewahren.

Holunder im Garten

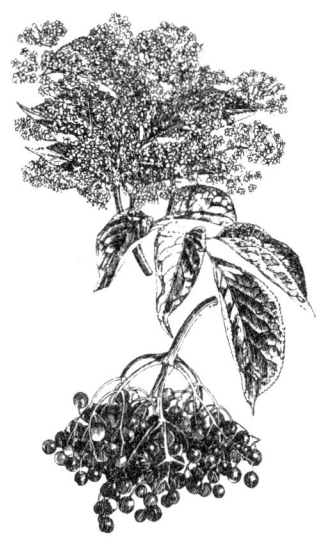

Wild wachsend oder in Hausgärten – Holunder gehört seit alters zu dem vertrauten Bild heimischer Pflanzen. Inmitten von Ziersträuchern und Kulturpflanzen glänzt er durch seine Bescheidenheit und Anspruchslosigkeit. Seit Menschengedenken spendet er Schatten, bietet Unterschlupf und Nahrung für Vögel und offeriert mit seinen Beeren, Blüten und Blättern auch für den Menschen nützliche Pflanzenteile. Das überlieferte Wissen um die mannigfaltigen Heilkräfte des Holunders mag mit dazu beigetragen haben, daß Holunder – genauer: der Schwarze Holunder (Sambucus nigra) – nie ganz in Vergessenheit geraten ist. Auch wenn er mancherorts vielleicht noch ein „Mauerblümchendasein" führt – durch seine vielseitige Verwendbarkeit in Küche, Haushalt und vor allem in der Naturmedizin gewinnt der in fast ganz Europa, im Kaukasus, Kleinasien, Nordafrika und in den Vereinigten Staaten beheimatete Strauch immer mehr Freunde.

Einen Garten richtig anzulegen, ist gewissermaßen eine Kunst für sich. Berücksichtigt werden müssen die je nach Pflanze unterschiedlichen Anforderungen an Standort und Boden, ebenso die zeitversetzten Blüte- und Erntezeiten. Es liegt in der Natur der Sache, daß man in kleineren Hausgärten besser auf das Pflanzen großer und in der Folge auch viel Schatten werfender Bäume verzichtet und sich lieber für kleinere und lichtere Gewächse entscheidet, die nicht so viel Platz beanspruchen. Auch sollten Sie sich vorab im klaren sein, wieviel Zeit Sie in die Pflege Ihres Gartens investieren möchten. In diesem Punkt, wie auch bei den vorher genannten, schneidet der Holunder im Vergleich zu anderen Nutz- und Zierpflanzen geradezu glänzend ab. Durch seinen bis zu acht Metern Höhe reifenden Wuchs, seine Robustheit gegenüber Umwelteinflüssen und seine Genügsamkeit in puncto Pflege eignet er sich vorzüglich für den heimischen Garten. Denken Sie bei der Gestaltung Ihres Gartens auch an die künftigen „Besucher": Unseren einheimischen Vögeln zuliebe sollten Sie den Garten nicht mit allzu vielen exotischen Gehölzen oder Ziersträuchern bepflanzen. In der Regel bieten diese weder Nahrung noch Unterschlupf für Vögel.

Für manche Vogelarten, so zum Beispiel Drosseln oder Mönchsgrasmükken, zählen die Beeren des Holunderstrauches zu wahren Leckerbissen. Die gefiederten Gäste des Holunders leisten durch den Besuch des Holunders überdies einen wesentlichen Beitrag zur Bestandssicherung des beliebten Strauches, indem sie die mitverzehrten Beerenkerne wieder ausscheiden und somit für die Samenverbreitung sorgen.

Der Holunderstrauch ist auch eine üppig gedeckte Tafel für allerlei Insekten: Rosenkäfer und Blumenfliegen haben es auf das satte Pollendepot der Blüten abgesehen. Die Blätter gehören auf den obligaten Speiseplan der Raupen des Holunderspanners, eines zartgelben Nachtfalters.

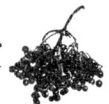

Pflanzzeit, Pflege, Parasiten – Wissenswertes rund um den Holunder

Zugegeben – eine atemberaubende Gartenschönheit ist Holunder nicht gerade. Zwar entfaltet er sich im Frühjahr zu einem prächtigen Blütenstrauch, doch muß er in vielen Gärten nicht selten zugunsten länger blühender, ausgesprochen schmucker Ziersträucher weichen. Auch wenn sie er manchmal „übersehen" wird – ein „Schattendasein" fristet diese Pflanze keineswegs: Zu ihren hervorstechenden Eigenschaften zählt zweifelsohne ihre Genügsamkeit. Unsachgemäße Behandlung oder Pflanzung kann Holunder besser verkraften als andere Obstarten. Auch Umwelteinflüsse wie Abgase können dieser Pflanze kaum etwas anhaben, weshalb sie auch gerne bei Stadtbepflanzungen oder Begrünungen in der Nähe stark befahrener Straßen eingesetzt werden.

Pflanzzeit

Lassen Sie sich bei der Wahl der für Ihren Garten geeigneten Holundersorte vom Fachmann beraten. Wählen Sie in der Baumschule einen starken, am besten zweijährigen Jungbaum. Die beste Zeit, Ihren neuen „Schattenspender" im Garten auszubringen, ist im Frühjahr oder im Herbst.

Standort

Trotz seiner Robustheit reagiert Holunder recht empfindlich, wenn seine grobfleischigen gelben Wurzeln beim Transport oder beim Einpflanzen beschädigt werden. Auch pralle Sonneneinstrahlung oder Wind auf die flachverlaufenden Wurzeln könnte zu einer Austrocknung führen. Zum Schutz des Wurzelwerks vor dem Pflanzen empfiehlt es sich, den Wurzelstock in feuchten Torfmull zu betten. Wählen Sie für den jungen Holunder ein möglichst windgeschütztes Plätzchen in Sonnenlage oder im Halbschatten. Setzen Sie ihn auch in ausreichendem Abstand (etwa vier bis fünf Meter) von anderen Sträuchern oder Bäumen, da er bereits in kurzer Zeit zu einer stattlichen Größe heranwächst.

Boden

Holunder liebt frischen, nährstoffreichen Boden, der nicht allzu schwer sein solite. Beim Kulturanbau des Holunders bildet er sich auf ausreichend mit Nährstoffen und Wasser versorgten, sandigen Lehmböden gut aus. Schnell verdichtende, in der Folge deshalb auch schlecht entwässernde Böden können dem Holunder beträchtlich schaden. Der ideale Standort darf demnach nicht zu trocken und nicht zu naß sein, da Holunder durch Staunässe „ersticken" kann. Lokkern Sie den Boden gründlich, bevor Sie die Pflanze so tief einsetzen, daß der gesamte Wurzelstock gänzlich mit Erde be-

119

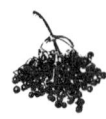

deckt ist. Treten Sie das Erdreich um die frisch gesetzte Pflanze leicht fest. Geben Sie dem jungen Holunder mit einem eingeschlagenen Holzpfahl noch eine Stütze zur Seite, da er in den ersten Jahren seines Wachstums unbedingt sicher stehen muß. Achten Sie darauf, daß der Holunder locker an den Pfahl gebunden und sein Stamm nicht durch das Seil eingeschnürt wird.

Abgesehen vom Regen ist die Anspruchslosigkeit des Holunders gegenüber klimatischen Verhältnissen bemerkenswert. Die Natur hat es beim Holunder gut eingerichtet, so daß durch die relativ späte Blüte im Juni oder Juli keinerlei Beeinträchtigungen der Blütenernte durch Spätfrost zu befürchten sind. Früchte trägt der Holunder nur am einjährigen Holz.

Vermehrung

Ausgesät wird Holunder nur in bestimmten Fällen, beispielsweise zur Massenvermehrung. Erfahrungen aus dem Kulturanbau bescheinigen dem Schwarzen Holunder eine gute Keimfähigkeit. Für den „Hausgebrauch" kann Holunder auch mit den sogenannten „Hartholzstecklingen" vermehrt werden – am besten im Herbst, wenn das Laub abgefallen ist. Für die harten Stecklinge nimmt man einjährige Triebe, die auf Steckholz zugeschnitten werden. Das Steckholz kann aber auch Ende Februar geschnitten werden. Um einer möglichen Austrocknung vorzubeugen, sollte das – am besten seitentriebsfreie – Schnittholz unmittelbar, spätestens aber ein bis zwei Tage nach dem Schneiden zu Stecklingen verarbeitet werden. Fertig zugeschnitten mißt der Steckling etwa zwanzig Zentimeter. Sie können sich bei der Länge auch an den sogenannten „Knoten" orientieren – die Länge entspräche demnach zwei bis drei Knoten bei einem Holunderzweig.

Wenn Sie die Stecklinge nicht selbst ziehen möchten, erhalten Sie auch fertige Stecklinge aus der Baumschule. Die Wurzelbildung können Sie begünstigen, wenn Sie die Rinde des Stecklings vorsichtig mit dem Messerrücken eines speziellen Stecklingsmessers bearbeiten, sprich aufrauhen.

Stecken Sie die Stecklinge senkrecht in den Boden, den Sie gründlich präpariert haben. Dabei ist es wichtig, daß Sie nicht nur die obere Schicht, sondern auch den Boden tief vorbereitet haben. Beim Kulturanbau beispielsweise werden die Stecklinge in einem Abstand von etwa dreißig Zentimetern voneinander – die einzelnen Reihen in einem Abstand von einem Meter – gesetzt.

Ernte

Pralle und glänzend blauschwarze Färbung der Beeren bedeuten: Pflück mich! Je nach der Sorte, die Sie in Ihrem Garten angepflanzt haben, kann dies in den Monaten August bis Oktober geschehen. Vorsicht: Unreife Beeren dürfen nicht verwendet und schon gar nicht

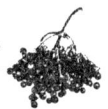

verzehrt werden. Grüne Beeren enthalten, wie bereits erwähnt, den Giftstoff Sambunigrin. Sie können sich Zeit und Mühe sparen, wenn Sie beim Abernten die Fruchtstände bei den Beeren ohne Druck umfassen und die Teildolden mit einer Schere abtrennen. Gummihandschuhe zum Ernten sind unbedingt ratsam, da die Beeren stark abfärben. Dies mag vielleicht beim Färben von Textilien oder Lebensmitteln ein erwünschter Effekt sein – nicht aber Flecken an Händen oder an der Bekleidung. Pflücken Sie am besten nur die Menge Beeren, die Sie noch am selben Tag verarbeiten können.

Schnitt

Im Unterschied zum gewerbsmäßigen oder großflächigen Anbau von Holunder kommt Ihr Holunder im Hausgarten ohne Pflege, das heißt auch ohne aufwendigen Schnitt aus. Es ist jedoch ratsam, den Holunder nach der Ernte von alten, abgestorbenen Zweigen zu befreien. Auch Wildtriebe, die sich aus dem Boden oder aus dem unteren Stammbereich bilden können, sollten zugunsten eines schönen Wuchses abgeschnitten werden. Die beste Schnittzeit ist der Winter.

Schädlinge

Wenngleich ihm ein „wilder" Charakter, eine natürliche Härte und eine gewisse Unempfindlichkeit nachgesagt wird – unverwundbar ist der Holunder natürlich nicht. Besonders Pflanzen, die in windarmen Gegenden sowie mit relativ geringer Luftfeuchtigkeit aufwachsen, sind ein dankbares Opfer für die gemeine Holunderblattlaus, mit wissenschaftlichem Namen „Aphis sambuci". Ein starker Befall mit diesen „Blutsaugern", die von dem verlockenden Duft junger Holundertriebe angezogen werden, kann beträchtlichen Schaden anrichten. Besonders schwerwiegend ist die „Invasion der Aphis" in großflächigen Anbaugebieten. Sie gelten auch als Überträger von Viruskrankheiten auf den Holunder. Ein möglicher Virusbefall äußert sich beispielsweise als dunkelgelbe bis grüne Aderfärbung der Blätter. Nehmen Sie Ihren Holunder ab und zu genau unter die Lupe und durchforsten ihn nach möglichen unliebsamen Besuchern. Bei leichtem bis mittelschwerem Befall reicht es völlig aus, wenn Sie die betroffenen Äste vorsichtig vom gesunden Baum trennen und diese sofort (wichtig!) verbrennen. Selbst bei starkem Auftreten der Läuse sollten Sie weitestgehend auf den Gebrauch „chemischer Keulen" verzichten – im unvermeidbaren Fall achten Sie beim Kauf jedoch unbedingt auf solche Präparate, die den Stammgästen des Holunders, den Bienen, nicht gefährlich werden können. Wichtig ist auch die richtige Zeit zum Spritzen: Schädlingsbekämpfung dieser Art sollte nicht vor dem späten Nachmittag oder Abend und niemals bei praller Sonne durchgeführt werden. Spritzmittel und Hitze – diese Kombination

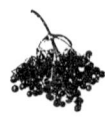

könnte zu schlimmen Blattverbrennungen führen.

„Gefahr von unten" droht dem Holunder auch durch Feld- und Wühlmäuse. Das saftige Wurzelwerk und die unterirdischen Nährstoffdepots des Holunders, genannt „Rhizomen", haben die lästigen Nager nämlich auf ihren Speiseplan gesetzt und können dadurch den ganzen Strauch oder Baum empfindlich schädigen. Sie müssen den ungebetenen Gästen nicht gleich den Garaus machen – ihnen den Appetit gründlich zu verderben, sollte eigentlich genügen. Der Holunder selbst liefert Ihnen dafür ein wirksames Mittel: Aus jungen, frischen Holunderblättern und frischen Brennesselblättern zu gleichen Teilen bereiten Sie eine Mischung, die Sie, mit genügend Wasser angesetzt, etwa fünf Minuten bei geringer Hitze kochen lassen. Diese Mixtur lassen Sie ungefiltert noch einige Tage ziehen – genauer gesagt: vergären. Wenn Sie anschließend die Flüssigkeit abseihen, werden Sie verstehen, warum die Mäuse das Weite suchen werden – die Jauche stinkt. Gießen Sie diese Flüssigkeit in die Gänge. Wiederholen Sie diese Prozedur mehrmals.

Etwas nervenaufreibender ist das Aufstellen von Fallen, da der Ein- und Ausgangsbereich der – im schlimmsten Fall zahlreichen – Löcher schließlich nicht gekennzeichnet ist.

Eine im wahrsten Sinn „dufte Idee" gegen Mäuse ist vergorener Holunderbeersaft. Die schadenbringenden Nager suchen schnell das Weite, wenn Sie die betroffenen Flächen mit dieser stark riechenden Flüssigkeit übergießen. Wiederholen Sie die Prozedur mehrmals – schon um sicher zu gehen, daß die kleinen schadenbringenden Nager nicht mehr an diese Stätte zurückkehren.

Auch Maulwürfe zählen nicht gerade zu den Freunden des Holunders. Will man die eifrigen Tunnelbauer aus ihrem Revier verbannen, soll man einige einjährige, stark riechende Holztriebe abschneiden und in die Maulwurfsgänge stecken.

Ursachenforschung betreiben Fachleute noch bei einem merkwürdigen Phänomen: Aus bisher ungeklärtem Grund reifen bei Holunder manchmal nur wenige Beeren heran, obwohl die Trugdolden normal blühen. Was zwischen Blüte- und Reifezeit passiert: ein großer Teil der Blüten fällt ab. Fachmännisch ausgedrückt: die Blüten verrieseln. Ein Zusammenhang mit einer möglicherweise mangelhaften Befruchtung der Blüten wird angenommen.

Auch die sogenannte „Stiellähme", die besonders im Großanbau zu erheblichen Ernteverlusten führen kann, stellt Holunderbauern vor offene Fragen. Durch die Erschlaffung wird der normale Stoff- und Wassertransfer vom Stamm zu den Beeren gestört, in manchen Fällen sogar unterbrochen. Bei einer Unterversorgung reifen die Beeren nicht vollständig aus und können in der Folge auch nicht vermarktet werden.

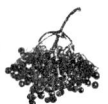

Holunder und seine Kultur

Daß der Schwarze Holunder noch als relativ junge Obstkultur gilt, mag daran liegen, daß der gewerbliche Anbau – besonders in Deutschland – gewissermaßen noch in den Kinderschuhen steckt. Der Grund dafür ist nach Ansicht von Experten weniger in der Produktion, als in der nicht unproblematischen Absatzkette Holunderanbauer – verarbeitende Industrie wie auch in der Vermarktung an den Endverbraucher zu suchen. Doch – wie am Beispiel von Ertragszahlen aus den Vereinigten Staaten (jährlich etwa 5 000 Tonnen) deutlich wird – birgt die Produktion von Holunderprodukten ein zukunftssicheres Potential für den gewerbsmäßigen Anbau.

Im Vergleich zu seinem wild wachsenden Verwandten eignet sich der mittlerweile in einer Vielzahl von Sorten kultivierte Holunder optimal als ertragsreicher Rohstofflieferant.

Für eine kurze Übersicht über die Entwicklung des Holunderanbaus machen wir einen Sprung über den Atlantik. In Nordamerika nämlich wurde 1761 erstmals mit der Kultivierung neuer Sorten aus Wildholunderformen experimentiert. Mitte der 50er Jahre unseres Jahrhunderts schlug Holunder als Kulturpflanze erste Wurzeln in Europa, genauer in Dänemark. Früchte des Erfolgs waren unter anderem Kultursorten des Schwarzen Holunders wie „Hamburg" oder „Sambu". Erfolgversprechende Versuche mit Kulturholunder seit Ende der 50er Jahre in Österreich brachten – gewissermaßen die Quintessenz der besten Züchtungen – als erste die Sorte „Haschberg" hervor. Seit 1965 profitiert man im Anbau dieser Kultursorte vom stattlichen Ertrag (eine Fruchtdolde wiegt durchschnittlich etwa ein Kilogramm) und der geringen Anfälligkeit gegenüber Krankheiten und Schädlingen. Durch ihre Blüte Anfang Juni wird die Blütenernte auch nicht durch Spätfrostschaden beeinträchtigt.

Die ebenfalls ertragsreiche Kultursorte „Donau" (1965) reift im Vergleich zur Sorte „Haschberg" weniger stark, das heißt, sie bildet weniger Blüten aus als „Haschberg". Zumindest die Vögel stört dies weniger: Sie ziehen die Beeren der Sorte „Donau" deutlich denen von „Haschberg" vor, was natürlich den Ernteertrag beeinträchtigen kann. Bemerkenswert ist bei dieser Sorte der hohe Markanteil in den Zweigen. Wie auch die Sorte „Haschberg" ist „Donau" ein sogenannter „Selbstbefruchter" und braucht deshalb keine Pollenspender.

Eine besonders für Holunderanbauer wie auch Hobbygärtner nennenswerte Eigenschaft der Sorte „Prägarten" ist ihr ausgesprochen starker Wuchs. Dieser Vorteil läßt sich beispielsweise für einen natürlichen Windschutz im Garten nutzen. Ebenfalls stark im Wuchs, glänzt die dänische Sorte „Hamburg" vor allem durch ihre großen, dunkel schimmernden Beeren, die ihr auch den Namen

„Schwarzer Diamant" einbrachten. Die Ernteperiode ist im Vergleich zu anderen Kultursorten lang, weshalb auch mehrmals gepflückt werden muß. Typisch für „Hamburg" ist auch der enorme Saftgehalt der recht sauren Beeren.

„Sambu", so der Name der 1977 aus Dänemark eingeführten Kultursorte, wird besonders wegen ihrer überdurchschnittlichen Fruchtqualität geschätzt. Der aus ihren Beeren gewonnene Saft besticht durch einen vollmundigen, köstlichen Geschmack. Auch für die Farbstoffgewinnung ist diese Sorte bestens geeignet. Eine bemerkenswerte Züchtung aus deutschen Landen macht unter dem Namen „Riese von Voßloch" von sich reden. Eine Fruchtdolde mit prallen, großen Beeren wiegt ca. 200 Gramm, liegt damit aber deutlich unter dem Gewicht der Fruchtstände von „Haschberg" mit etwa einem Kilogramm.

Noch ein Blick in die Schweiz: Der Schweizer Hoffnungsträger namens „Fränzi" ist eine recht junge Züchtung im Kulturanbau und muß sich noch im Vergleichsanbau mit der österreichischen Sorte „Haschberg" behaupten.

Holunder –
Helfer in Haus und Hof

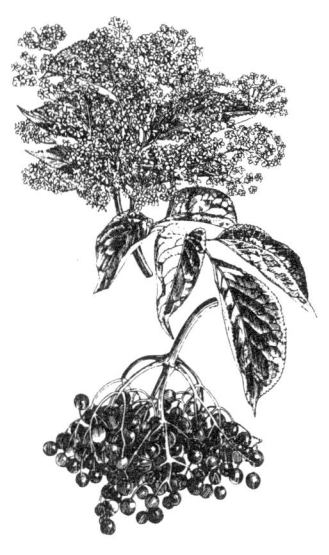

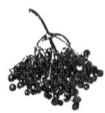

Holunder gegen Plagegeister

Bereits die Altvorderen wußten sich mit Hilfe des Holunders gegen manche unliebsamen Gäste wie Mücken oder Maulwürfe zu schützen. Wenn Sie mancherorts eine Gartenbank unter dem Holunderstrauch stehen sehen, mag dies nicht nur auf die schattenspendende Eigenschaft des Holunders zurückzuführen sein: Unter dem Holunderstrauch, inmitten des im Frühjahr stark duftenden Strauches sitzend, war man relativ sicher vor Mücken und Fliegen. In alter Zeit steckte der Landmann Holunderzweige gegen Maulwürfe in die Erde. Um lästige Sperlinge zu verscheuchen, streute man Sand, den man unter einem Holunderstrauch ausgegraben hatte, in die Saat.

Holunderwasser wird gelegentlich auch heute noch verwendet, um Fliegen, Flöhe oder anderes Ungeziefer aus den Wohnräumen zu vertreiben und künftig auch davon fernzuhalten. Dieses natürliche Schädlingsmittel erhält man aus einer Mischung von Holunderblättern und -blüten, die in Wasser eingeweicht werden. Nach der Einwirkzeit werden die Pflanzenteile abgeseiht, die Flüssigkeit in eine Sprühflasche gefüllt und damit das Zimmer besprengt. Das wundersame Mittel ist auch ein wirksames Pflanzenschutzmittel gegen Blattläuse – die Pflanze einfach ab und zu mit Holunderwasser einnebeln. Sauber und frei von Plagegeistern „auf einen Wisch": Geben Sie Holunderwasser ins Wischwasser und verwenden Sie diese Mischung zum Reinigen der Böden.

Holunder als natürliches Färbemittel

In der Lebensmittelindustrie erfreut sich Holunder größter Beliebtheit – seine Beeren liefern den Farbstoff, der viele Speisen und Getränke auf natürliche Weise optisch verfeinert. Der Trend zu natürlichen, weitestgehend unbehandelten Rohstoffen mag künftig die Bedeutung des Holunders als Lebensmittelfarbe sogar noch steigern. Der Autor Joachim Schmidt streicht in seinem Buch „Holunderanbau" das Entwicklungspotential der Holunderverwertung im Bereich der Herstellung von Lebensmittelfarbstoff heraus. In Österreich nämlich wird der Schwarze Holunder zur Verwendung in der Lebensmittelindustrie bereits gewerbsmäßig angebaut. Sage und schreibe 90 Prozent des angelieferten Rohstoffes Holunder, genauer seiner Beeren, werden, am Beispiel der Steirischen Beerenobstgenossenschaft, zu Farbstoff verarbeitet. Ähnlich wie bei der Saftherstellung werden bei der Farbstoffgewinnung die Beeren erst gepreßt und anschließend in mehreren Arbeitsgängen zu einem Konzentrat verarbeitet, das, getrocknet und pulverisiert, zum

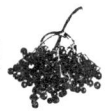

Färben verwendet werden kann. In der Praxis findet man diesen natürlichen Farbstoff zum Beispiel als Stempelfarbe auf Fleisch. Wenn Sie übrigens eine pikante Suppe oder eine köstliche Süßspeise geschmacklich wie farblich aufpeppen möchten, empfiehlt sich für den Hausgebrauch frisch gepreßter Holunderbeersaft. Ein kleiner Schuß Saft genügt, um beispielsweise Speiseeis (Vanille oder Zitrone) oder einer Kaltschale eine interessante farbliche Note zu verleihen. Für den gewünschten Effekt muß allerdings vorausgeschickt werden, daß die rötliche Färbung bei sauren bis leicht sauren Lebensmitteln wie Joghurt, Essig oder Wein erzielt wird – im Unterschied dazu werden alkalische Lebensmittel wie beispielsweise Mineralwasser eher bläulich eingefärbt.

Es ist bekannt, daß in alten Zeiten auch Weine, besonders Portweine, mit dem natürlichen Farbstoff der Holunderbeeren angereichert und somit farblich aufgewertet wurden.

Auch beim traditionellen Färben der Ostereier können Sie mit dem Farbstoff der Holunderbeeren tolle Effekte erzielen. Da es zur Osterzeit natürlich keine frischen Holunderbeeren gibt, verwenden Sie Holunderbeersaft, den Sie im Herbst zubereitet, in Flaschen gelagert oder eingefroren haben. Je nach erwünschter Farbintensität können Sie den Saft mit mehr oder weniger Wasser mischen. Violett gefärbte Eier erhalten Sie, wenn Sie Saft und Wasser zu gleichen Teilen mischen und darin die Eier

wie üblich kochen. Achten Sie darauf, daß die Eier ganz mit Flüssigkeit bedeckt sind.

Wenn Sie zusätzlich zur natürlichen Pflanzenfarbe noch ein Muster aufbringen möchten, binden Sie vor dem Färbevorgang beispielsweise Paketschnur auf oder Sie kleben das Ei an den Stellen ab, die nicht eingefärbt werden, sondern in der natürlichen Schalenfarbe glänzen sollen. Auch Holunderblüten verleihen Ostereiern eine interessante Note – nämlich Gelb. Dazu geben Sie zwei Eßlöffel Holunderblüten in das bereits erhitzte Kochwasser und kochen die Eier wie gewohnt darin ab.

In der bunten Palette der gefärbten Ostereier fehlt eigentlich nur noch Grün. Auch hierfür liefert Holunder mit seinen Blättern den passenden Farbstoff. Geben Sie eine Hand voll frische Holunderblätter mit genügend Wasser in einen Mixer, pürieren diese Mischung und geben so viel dieser Mixtur in einen Topf, daß sie die Eier ganz bedeckt. Die Eier werden in dieser Mischung wie gewohnt abgekocht.

Seit alters kennt man Holunder auch in der Kosmetik als Färbemittel. Überlieferungen zufolge veränderte man auch schon im alten Rom mit Hilfe von Holunderbeeren die natürliche Haarfarbe.

Als „Multitalent" in Haushalt und Küche eignet sich Schwarzer Holunder auch sehr gut als natürliches Färbemittel für bestimmte Utensilien – und natürlich auch für Textilien. Mancherorts wird der Sud gekochter Holunderstiele auch zum

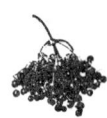
Färben von Korbwaren verwendet. Mit dem Farbstoff der Holunderbeere lassen sich zarte bis kräftige Naturtöne in Bettwäsche, Schals, Tischdecken oder andere Textilien zaubern. Vom Holunder eignen sich die Blätter und natürlich auch die Beeren zum Färben. Wenn Sie eine grün-gelbe Farbe wünschen, verwenden Sie die Blätter, mit den Beeren lassen sich purpurrote bis dunkelviolette Töne erzielen, mit Wurzeln und Rinde eine schwarze Farbe.

Damit sich der zeitintensive Aufwand des Färbens auch lohnt, seien an dieser Stelle einige wichtige Punkte erwähnt, die das Ergebnis entscheidend beeinflussen können: Prüfen Sie nach, welche Qualität das von Ihnen verwendete Wasser (Härtegrad wie auch seine chemische Zusammensetzung) hat. Auch das Material des Gefäßes (zum Beispiel Plastik, Eisen oder Aluminium), in dem Sie färben möchten, spielt dabei eine ebenso wichtige Rolle wie das verwendete Fixiermittel oder auch die Färbedauer.

Es ist überaus wichtig, daß der Stoff, den Sie einfärben möchten, gereinigt und im speziellen Fall von Naturfasern auch entfettet ist. Waschen Sie die Textilien mit etwas Waschmittel, das Sie anschließend in weichem Wasser gründlich ausspülen, bis alle Waschmittelreste entfernt sind. Die Utensilien zum Färben sind schnell aufgezählt: Am besten Sie nehmen einen großen Emailletopf zur Hand sowie einen weiteren großen Topf zum Ausspülen. Da die Farbstoffe natürlich auch nicht vor Ihren Händen Halt machen, schützen Sie diese während des Färbens, beim Umrühren und Herausnehmen der Textilien usw. mit Gummihandschuhen. Umgerührt wird die zu färbende Wäsche mit einem entsprechend langen Stab oder Kochlöffel. Was Sie ferner benötigen: ein Tuch, Thermometer, Waage und Fixiermittel (Essig beim Färben mit Blättern, Salz bei Beeren, Alaun beim Färben von Wolle).

Je nach gewünschter Farbe berechnen Sie für 500 Gramm Stoff gut ein Kilogramm frische Holunderbeeren oder -blätter.

Und so wird's gemacht: Schneiden Sie zuerst die Zutaten (Blätter) klein – Beeren werden zerdrückt. Diese Masse geben Sie auf das ausgelegte Tuch, legen dieses zusammen und nähen es am besten zu. Geben Sie das mit den Färbezutaten gefüllte Tuch in das Wasser und lassen die Mischung langsam aufkochen, bis die gewünschte Farbe erreicht ist. Danach nehmen Sie das Tuch wieder heraus und lassen die farbige Flüssigkeit auf Körpertemperatur abkühlen. Tauchen Sie nun den Stoff ein und erhitzen die Flüssigkeit wieder (zum Beispiel Baumwolle bis auf 60 °C). Abhängig davon, ob Sie nun Blätter oder Beeren verwendet haben, fügen Sie zum Fixieren Essig oder Salz hinzu. Lassen Sie die Farbe etwa eine Stunde einwirken. Rühren Sie während dieser Zeit immer wieder um. Danach wird der Stoff aus der Färbeflüssigkeit herausgenommen und abschließend erst warm, dann kalt gespült.

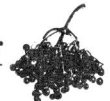

Holunder
und Handwerk

Holunder
in Haus und Keller

Auch das Holz des Holunders findet in Haus und Hof vielseitige Verwendung. Ausgesprochen geeignet zum Schnitzen, fertigte früher ein handwerklich geschickter Pfeifenraucher selbst seine Utensilien wie Tabakdosen oder Pfeifenköpfe aus Holunderholz. Darüber hinaus läßt es sich leicht spalten und kann, weil nicht allzu hart, mühelos verarbeitet werden. Als Nachteil erweist sich allerdings die Tatsache, daß es sich leicht verwirft. Aus den Holunderzweigen ließen sich praktische Körbe flechten.

Noch zwei Tips, wenn Sie Ihre Apfel- oder Birnenernte eingebracht haben:

Einem alten Hausmittel zufolge bleiben Äpfel nach der Ernte in der Kiste oder im Karton länger frisch, wenn sie mit einer Lage getrockneter Holunderblüten bestreut werden.

Für ein verfeinertes Aroma eingelagerter Birnen legen Sie getrocknete Holunderblüten zwischen die Birnen.

Dufte Idee: Holunder
in Räucherschalen

Räucherschalen, bestückt mit den verschiedensten gemahlenen oder pulverisierten Pflanzen und Kräutern, sind beliebte Duftspender, die Wohlempfinden, Entspannung und andere Empfindungen positiv beeinflussen. Naturkostläden und Reformhäuser bieten eine bunte Auswahl fertiger Räuchermischungen, die über eine Schale mit glühend heißer Räucherkohle gestreut werden und dann ihren betörenden Duft im ganzen Raum verströmen. Auch Holunderblüten eignen sich durch ihre Fähigkeit, ätherische Öle leicht anzunehmen, für diverse Räuchermischungen.

Natürlich schön
mit Holunder

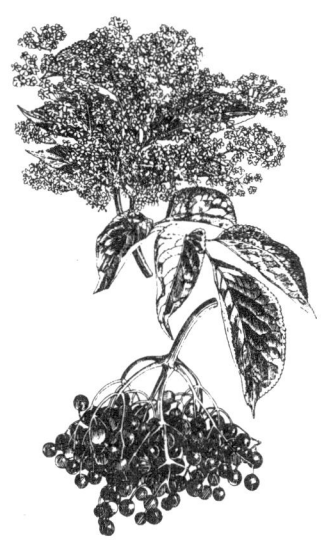

olunder, das Multitalent in Natur-apotheke, Küche oder Haushalt, erfreut sich mittlerweile auch in der natürlichen Schönheitspflege großer Beliebtheit. Ob als erfrischendes, reinigendes oder entfettendes Gesichtswasser, Badezusatz oder als blutreinigende innere Anwendung in Form von Tees: Holunder ist ein natürliches Pflegemittel, das Sie individuell auf Ihre Bedürfnisse und Ihren Hauttyp abstimmen können. Holunder bietet ein anspruchsvolles Fitneßprogramm für das strahlende, gesunde und schöne Aussehen von Haut und Haaren.

Die Naturkosmetik an sich bietet viele Vorzüge, wie sie bei herkömmlichen, industriell hergestellten Präparaten nur selten zu finden sind: Wenn Sie Ihre Schönheitsmittel selbst herstellen, haben Sie die Kontrolle über die Reinheit und Hochwertigkeit der Rohstoffe. Daß die natürlichen Pflegemittel frei von Konservierungsmitteln sind, versteht sich von selbst. Doch der Umgang mit wertvollen natürlichen Substanzen, wie zum Beispiel ätherischen Ölen, erfordert auch größte Sorgfalt und eine genaue Kenntnis über Verwendbarkeit und Wirkung einzelner Inhaltsstoffe. Ätherische Öle sind natürliche Wirkstoffe unter anderem aus Lavendel, Kamille, Melisse, Nelke, Thymian, Rosmarin oder Zitrone, wie sie auch in der Heilkunde eingesetzt werden. Verwenden Sie diese wertvollen Substanzen nur tropfenweise, da sie in größerer Menge Hautreizungen hervorrufen können.

Haut- und Körperpflege mit Holunder

Bei empfindlicher Haut ist es ratsam, vor der Anwendung von natürlichen Pflegeprodukten die Verträglichkeit zu testen. Im Zweifelsfall lassen Sie sich von Ihrem Hautarzt beraten.

Für die gezielte Pflege Ihrer Haut ist es wichtig, daß Sie Ihren Hauttyp kennen und dementsprechend auch die natürlichen Präparate darauf abstimmen können. Unterschieden wird zwischen normaler, trockener, fettender Haut und Mischhaut. Auch kommen bei junger Haut andere Schönheitsmittel zum Einsatz als bei alternder. Bedenken Sie, daß Ihre Haut an verschiedenen Körperpartien auch unterschiedliche Hauttypen haben kann. Wenn Sie zum Beispiel eine trockene und empfindliche Gesichtshaut haben, kann die Haut im restlichen Körperbereich durchaus ein normales Hautbild haben. Es ist überaus wichtig, daß Sie diese möglichen Unterschiede bei einer richtigen Pflege berücksichtigen.

Mit einem kleinen Test können Sie Ihren Hauttyp leicht selbst bestimmen: Abends waschen Sie Ihr Gesicht mit klarem Wasser. Die Haut wird danach nicht eingecremt, auch andere Pflegemittel werden nicht verwendet. Am nächsten Morgen bedecken Sie Ihr Gesicht mit einem Papiertaschentuch, drücken es kurz sanft auf und halten es anschließend gegen das Licht. Viele sichtbare Fettflek-

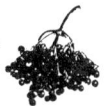

ken deuten auf fettende Haut, wenige Flecken in der Regel auf Mischhaut. Bleibt das Papiertaschentuch praktisch „fettfrei", neigen Sie zu trockener Haut und müssen deshalb Ihr Augenmerk auf feuchtigkeitsspendende Präparate richten.

Übrigens: Die meisten Rezepte, die Sie auf den nächsten Seiten zum Nachmachen anregen möchten, stammen aus dem Wissensfundus früherer Tage, als der Markt der Schönheitsmittel noch nicht mit einem Arsenal an Tuben und Tiegeln, teuren Cremes und Lotionen übersättigt war. Die natürlichen Ingredienzen holte man sich frisch aus dem Garten, getrocknet oder als Essenz aus der Apotheke und ließ sich von dem Zusammenspiel der Wirkstoffe inspirieren. So entstanden mit einfachen Mitteln überaus wirksame und raffinierte Rezepturen: für reinigende und erfrischende und auf jeden Hauttyp abgestimmte Gesichtswässer, für sanfte, da alkoholfreie Lotionen oder für reinigende Gesichtsmasken.

Normale Haut ist straff, glänzt nicht und hat eine, salopp ausgedrückt, „gesunde" Farbe, die von einer guten Durchblutung herrührt. Zu den wichtigen Faktoren, die dieses Hautbild unterstützen und erhalten, zählen neben gesunder Lebensweise, ausreichend Bewegung und ausgewogener Ernährung auch eine entsprechende Haut- und Körperpflege. Straff, glatt und faltenlos – die junge Haut ist gut durchblutet, normalerweise rein und weich. Die Straffheit und Glät-

te läßt allerdings bei der alternden Haut immer mehr nach, in der Folge kommt es zur Bildung von Fältchen. Der Tendenz von weicher zu trockener Haut können Sie beispielsweise mit entsprechenden Feuchtigkeitscremes entgegenwirken.

Achten Sie darauf, Ihre anspruchsvolle Haut mit ausreichend Nährstoffen zu versorgen. Gesichtsmassagen und belebende Gesichtswässer wirken günstig auf die Durchblutung der Gesichtshaut. Nach einem alten Hausrezept gegen einen faltigen Hals hilft es, wenn Sie auf die zuvor gründlich gereinigte Halspartie etwas angewärmtes Olivenöl auftragen und sorgfältig einreiben. Wickeln Sie anschließend ein angewärmtes Handtuch um den Hals und lassen das Olivenöl etwa eine halbe Stunde einwirken. Danach wird das Öl sanft abgewaschen.

Eine gesunde Haut muß atmen. Stubenhocker leiden nicht selten an trockener und empfindlicher Haut. Gehen Sie viel an die frische Luft, besonders an Sonnen- oder auch an klaren Wintertagen. Ein Spaziergang, auch bei Wind und Wetter, fördert die Durchblutung – Ihre Haut dankt es Ihnen mit einem straffen, weichen und gesunden, rosigen Aussehen.

Lassen Sie sich von Sonnenstrahlen umschmeicheln. Wußten Sie übrigens, daß die UV-Strahlen sich günstig auf die Abwehrkräfte der Haut auswirken? Vorausgesetzt, Sie nehmen kein ausgiebiges Sonnenbad. Noch ein Tip: Vermeiden Sie es, bei angemessen kurzen Sonnen-

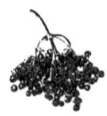

bädern vorher Parfum aufzutragen. Unter Sonneneinwirkung können sich die mit Parfum eingeriebenen Hautstellen braun verfärben.

Gönnen Sie Ihrer Haut – natürlich Ihrem Hauttyp entsprechend – ab und an eine Massage, Maske oder andere Spezialitäten, für die bei der täglichen Pflege ansonsten kaum Zeit bleibt. Diese „Streicheleinheiten" für die Haut helfen, überschüssige Hautschüppchen zu entfernen, die Haut zu klären und dadurch aufnahmefähiger für natürliche Wirkstoffe zu machen. Als besonderer Fitmacher vor dem Frühstück empfiehlt sich das Trockenbürsten des ganzen Körpers.

Achten Sie darauf, bei der intensiven Pflege der Gesichtshaut auch Hals und Dekolleté mit einzubeziehen. Diese Hautpartien sind bei entsprechender Bekleidung ebenso Blickfang wie ein adrettes und gepflegtes Gesicht.

Schönheitstips für normale Haut

Verwöhnen Sie Ihre Haut beispielsweise mit einer Holunderblütenmaske:

Dazu benötigen Sie jeweils einen Teelöffel Sanddornöl, Hafermehl und Holunderblütentee. Das Sanddornöl wird mit dem Hafermehl in einer Schüssel vermengt, danach rühren Sie tropfenweise Holunderblütentee hinein. Tragen Sie die Masse auf die zuvor gereinigte Haut auf. Die empfindlichen Partien um Augen, Nase und Mund bleiben ausgespart. Lassen Sie die Maske etwa zwanzig Minuten einwirken. Danach wird die Maske mit lauwarmem Wasser abgenommen. Eine Wohltat für Ihre Haut verspricht auch die Anwendung von Holunderblüten-Gesichtswasser. Eine reizvolle Kombination ist die Mischung eines Aufgusses von Holunderblüten und Hamameliswasser, die im Verhältnis 4 : 1 verwendet und vermengt werden. Einige Tropfen davon geben Sie morgens und abends auf einen Wattebausch und streichen mit leicht kreisenden Bewegungen über Gesicht und Hals. Auf die so gereinigte Haut können Sie nun eine Pflegecreme dünn auftragen und leicht einmassieren.

Wenn Sie kleinen Fältchen zu Leibe rücken oder einfach Ihrer Gesichtshaut ein glattes und zartes Aussehen verleihen möchten, empfiehlt ein altes Hausrezept eine Mischung aus Heilerde und Holunderblütenaufguß. Zwei Eßlöffel Heilerde werden unter ständigem Rühren mit dem lauwarmen Aufguß von Holunderblüten zu einem streichfähigen Brei verrührt und dieser großzügig auf die Haut aufgetragen. Nach dem Antrocknen wird die Masse mit lauwarmem Wasser abgewaschen. Abschließend waschen Sie das Gesicht wie auch die anderen behandelten Hautpartien kalt ab.

Schönheitstips für fettende Haut

Daß Sie bei einem solchen Hautbild gänzlich auf fettende Pflegeprodukte ver-

134

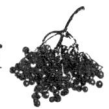
zichten müssen, versteht sich von selbst. Entfetten steht statt dessen auf dem täglichen Pflegeplan. Die Talgproduktion läuft in diesem Fall auf Hochtouren, in Folge dessen kommt es zur Bildung von unschönen Mitessern und mangels ausreichender Durchblutung zu schlaffer Haut.

Bei fetter wie auch bei unreiner, von Mitessern übersäter Haut empfiehlt sich ein reinigendes, klärendes und beruhigendes Gesichtswasser ebenso wie eine Gesichtskompresse mit Holunderblüten-Aufguß. Für ein reinigendes Gesichtswasser bereiten Sie einen Aufguß von Holunderblüten: Überbrühen Sie zehn bis 15 Gramm frischer oder getrockneter Holunderblüten mit einem Viertelliter siedendem Wasser und lassen den Aufguß etwa zehn Minuten ziehen. Danach wird die Flüssigkeit abgefiltert.

Als Gesichtswasser verwendet, betupfen Sie Ihr Gesicht mit einem in den kalten Holunderblütenaufguß getauchten Wattebausch. Sie können auch eine warme Kompresse auflegen, die Sie zuvor mit leicht ausgekühltem Aufguß von Holunderblüten getränkt haben.

Für eine glatte und reine Haut empfiehlt sich unter anderem die kurmäßige Einnahme (über einen Zeitraum von vier bis sechs Wochen) von Bäckerhefe, von der man morgens und abends jeweils ein tablettengroßes Stück mit ein wenig Flüssigkeit schlucken soll.

Schönheitstips für unreine Haut

Typische Merkmale für dieses Hautbild sind, ähnlich unschön wie bei fettender Haut, große, meist durch Talgdrüsen verstopfte Poren, die nicht selten auch entzündet sind. Fettglänzende Stellen verleihen der Haut zudem ein ungesundes, unschönes Aussehen. Die richtige Pflege setzt hierbei auf Pflegemittel, die überschüssiges Fett entfernen. Die Haut muß täglich sorgfältig gereinigt werden.

Gegen Akne und unreine Haut kann ein reinigendes und klärendes Gesichtswasser mit Holunderblüten helfen. Wenn Sie das Gesichtswasser selbst herstellen möchten, geben Sie eine Hand voll frische oder getrocknete Blüten in einen Topf und lassen sie in einem halben Liter Wasser zehn Minuten aufbrühen. Danach abkühlen lassen, die Flüssigkeit durch ein feines Sieb filtern und in einer verschlossenen Flasche im Kühlschrank lagern. Mit diesem Gesichtswasser werden regelmäßig die betroffenen Hautstellen abgewaschen.

Gute Erfolge bei der Behandlung von Akne und unreiner Haut werden auch reinigenden Gesichtsdampfbädern mit Holunderblüten zugeschrieben. Dampfbäder haben den Vorzug, daß die Haut erweicht, die Hautporen geöffnet und so die Inhaltsstoffe tief in die Poren eindringen können. Gönnen Sie es Ihrer Haut einmal wöchentlich. Für eine Anwendung benötigen Sie je einen Eßlöffel Holunderblüten, Lavendelblüten, Lin-

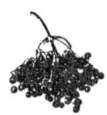
denblüten, Kamille und Schafgarbe. Geben Sie die Zutaten in eine große Schüssel und übergießen sie mit einem halben Liter kochendem Wasser. Halten Sie nun Ihr Gesicht über die dampfende Flüssigkeit. Am besten, Sie bedecken Ihren Kopf und die Schüssel mit einem großen Handtuch. Ein Tip: Wer unter Akne leidet, sollte um Schokolade und andere Süßigkeiten am besten einen großen Bogen machen.

„Heilung von innen" bei Hautunreinheiten versprechen blutreinigende Tees mit Holunderblüten. Geben Sie zwei gestrichene Teelöffel Blüten in eine Tasse, übergießen Sie mit der entsprechenden Menge heißen, aber nicht kochenden Wassers, und lassen diese Mischung etwa fünf Minuten ziehen. Wenn Sie möchten, können Sie den Tee noch mit Honig süßen. Trinken Sie den Tee schlückchenweise so heiß wie möglich.

Für einen reinigenden Tee mit Holunderblättern setzen Sie die frischen Holunderblätter (5 Blätter) in einer großen Tasse mit kaltem Wasser an, geben die Mischung in einen Topf, bringen sie zum Kochen und nehmen sie vom Herd. Lassen Sie den Tee etwa zehn Minuten ziehen und seihen danach die Holunderblätter ab. Trinken Sie eine Tasse Tee am besten morgens auf nüchternen Magen. Überschreiten sollten Sie diese empfohlene Tagesmenge nicht, da wie in der Rinde auch in den Blättern des Holunders giftige Stoffe enthalten sind.

Blutreinigungstees, zubereitet aus Holunder oder anderen Pflanzen unter Zugabe von Holunder, sind ein probates Hausmittel zur Hautreinigung von innen heraus. Es empfiehlt sich, besonders im Frühling, bei Hautleiden und träger Darmfunktion regelmäßige Blutreinigungskuren von etwa drei- bis vierwöchiger Dauer durchzuführen. Es ist ratsam, diese Anwendung zuvor mit Ihrem Hausarzt abzusprechen.

Blutreinigende Wirkung hat auch der Saft von Holunderbeeren: Trinken Sie morgens ein kleines Gläschen. Bei regelmäßiger Anwendung sollten die Hautunreinheiten zurückgehen.

Bei unreiner Haut haben sich auch milde Kräuterseifen bewährt, die, regelmäßig angewendet, die Haut entfetten und den Verunreinigungen in den Poren entgegenwirken. Nach einem alten Rezept hilft es gegen Hautunreinheiten, wenn Sie über einen längeren Zeitraum täglich einen Eßlöffel Bierhefeflocken, aufgelöst in Milch, Saft oder in Müsli, einnehmen. Das Erfolgsrezept von frischem Zitronensaft, morgens und abends auf die betreffenden Hautpartien getupft, soll sich bei regelmäßiger Anwendung ebenfalls in reiner und glatter Haut äußern.

Gegen entzündete Pickel empfiehlt es sich, diese mehrmals täglich mit Arnikatinktur zu betupfen. Arnikatinktur, ein gleichermaßen altes wie bewährtes Hausmittel gegen vielerlei Beschwerden, können Sie in der Apotheke kaufen oder auch selbst herstellen. Nach einem alten Rezept geben Sie eine Hand voll frische Arnikablüten mit einem halben Liter

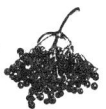

Branntwein (40 oder 50 %) in ein Glasgefäß und lassen dieses, gut verschlossen, einen Monat an einem warmen Platz stehen. Danach wird die Flüssigkeit durch ein feines Sieb gefiltert. Arnikatinktur wird wegen ihrer allgemein schmerzlindernden wie auch entzündungshemmenden Wirkung hauptsächlich bei der äußeren Anwendung geschätzt. Je nach Rezeptur mit Wasser verdünnt, leistet sie unter anderem auch als Gurgelwasser gegen Entzündungen der Mundhöhle oder des Rachenraumes sowie gegen Heiserkeit gute Dienste.

Ein Tip, wenn Sie Mitesser entfernen möchten: Weichen Sie die Mitesser mittels heißer Kompressen auf, danach lassen sie sich leichter ausdrücken oder abreiben. Achten Sie darauf, daß das Gesicht vor und nach der Kompresse gründlich gereinigt und abschließend mit kaltem Wasser abgewaschen wird. Letztere Prozedur schließt die Poren.

Schönheitstips
für gereizte, empfindliche Haut

Eine wohltuende Wirkung auf gereizte beziehungsweise gerötete Hautpartien verspricht eine spezielle Mixtur, die Sie ohne großen Aufwand aus Holunderblüten, Wasser und Feuchtigkeitscreme herstellen können: Geben Sie einen Teelöffel Holunderblüten, frisch oder getrocknet, in ein Gefäß, übergießen sie mit einer Tasse heißem Wasser und seihen die Flüssigkeit nach etwa fünf Minuten ab. Vermengen Sie zwei Eßlöffel Sud tropfenweise mit einem Eßlöffel Feuchtigkeitscreme. Diese Mixtur, auf die betroffene Stelle aufgetragen, lassen Sie etwa eine Viertelstunde einwirken und nehmen sie anschließend mit lauwarmem Wasser wieder ab.

Für die sanfte Pflege empfindlicher und gereizter Haut wird in der Naturkosmetik auch folgendes Rezept empfohlen: Zur Herstellung eines hautfreundlichen Öls geben Sie etwa eine Handvoll frische Holunderblüten in gut einen halben Liter Olivenöl, erwärmen diese Mischung etwa zwei Minuten lang und seihen anschließend die Holunderblüten wieder ab. Abgekühlt wird das pflegende Hautöl leicht eingerieben. Füllen Sie das Hautöl am besten in eine dunkle Flasche. Holunderblütenöl ist auch Bestandteil einer Pflegesalbe, die Sie auch selbst herstellen können: Bienenwachs (4 g) und Holunderblütenöl (40 ml) werden zusammen in ein Schüsselchen gegeben und im Wasserbad bei etwa 60 °C erwärmt. Sobald das Wachs geschmolzen ist, lassen Sie die Mischung auskühlen und rühren noch fünf Tropfen Bergamottöl (Bestandteil vieler Duftwässer) unter. Nach dem Auskühlen werden die Blüten abgeseiht und in ein gut verschließbares Gefäß gefüllt.

Schönheitstips
für trockene Haut

Trockene Haut ist empfindlich und stellt dementsprechend auch hohe Anforde-

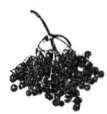

rungen an die Pflege. Trockene Haut erfordert viel Feuchtigkeit und Fett. Eine Mischung aus Holunder- und Kamillentee ergibt eine schonende und hautfreundliche Waschlösung für den täglichen Gebrauch. Ein Tip: Baby-Pflegeprodukte (Cremes, Shampoos) sind für dieses Hautbild bestens geeignet. Auch schuppige Haut bietet zugegebenermaßen keinen besonders ästhetischen Anblick. Abhilfe schaffen fetthaltige Pflegeprodukte, die bei konsequenter und langandauernder Anwendung günstig wirken. Die tägliche Pflege beinhaltet beispielsweise auch das Entfernen der Hautschuppen. Diese Prozedur ist sehr wichtig, damit die darunterliegende Haut atmen kann.

Alte Hausmittel mit Holunder

Sommersprossen sind eigentlich nur in den Augen derer, die sie auf der Nase oder über das Gesicht verteilt mit sich herumtragen, ein Makel. In den Augen des Betrachters dagegen mögen diese eher als „niedlich" angesehen werden. Altem Volksglauben nach soll es helfen, die ersten im Frühjahr gepflückten Blüten in Milch oder Wasser einzuweichen und sie auf die betreffenden Stellen aufzulegen. Die gleiche Wirkung soll auch eine Packung mit abgekochten Holunderblüten erzielen, die, leicht abgekühlt, auf dem Gesicht verteilt und mit einem feuchten Tuch bedeckt wird. Das Tuch wurde zuvor in den abgefilterten Absud getaucht und ausgewrungen. Die Pak-

kung soll etwa eine Viertelstunde einwirken.

Müde oder überanstrengte Augen bekommen wieder frischen Glanz, wenn Sie einige Minuten lang abgekochte Holunderblätter auf die geschlossenen Augen legen. In gleicher Weise wirken auch in Holunderblütentee getauchte und vorsichtig ausgedrückte Wattebäusche, die Sie etwa zehn Minuten auf den Augen liegen lassen. Legen Sie sich für die Prozedur entspannt hin.

Ein Tip: Bei häufig geschwollenen Augenlidern hilft es, wenn Sie eine Augenkompresse mit Schwarztee auflegen. Dazu überbrühen Sie zwei Teebeutel Schwarztee mit siedendem Wasser, lassen sie kurz ziehen, nehmen sie anschließend aus der Flüssigkeit und legen sie, auf eine hautfreundliche Temperatur abgekühlt, etwa zehn Minuten lang auf die geschlossenen Augen.

Natürliche Badezusätze mit Holunder

Bäder dienen nicht allein der Körperreinigung – mit entsprechenden Zusätzen angereichert haben sie eine pflegende, verschönernde wie auch entspannende Wirkung auf Ihre Haut. Tauchen Sie ein in ein „Meer" von Holunderblüten. Im Vollbad entfaltet sich das ätherische Öl der Holunderblüten. Sie verströmen einen herrlichen Duft im Bad und parfümieren das Badewasser, ebenso reinigen die Blüten die Haut und machen sie zart und geschmeidig. Bedecken Sie den Bo-

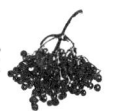

den Ihrer Badewanne mit frisch gepflückten und gewaschenen Holunderblüten. Lassen Sie nun das Badewasser in der gewünschten Temperatur einlaufen und nehmen Sie ein wohltuendes Vollbad, das je nach persönlichem Empfinden zwischen zehn und zwanzig Minuten dauern kann.

Frische Holunderblüten ergeben, zusammen mit Trockenmilch in ein Leinensäckchen gefüllt und ins Badewasser gehängt, einen wunderbar duftenden, natürlichen Badezusatz. Für ein Vollbad benötigen Sie drei bis vier Eßlöffel Trockenmilchpulver und frische Holunderblüten (100 g).

Durch seine reinigende wie auch heilende Wirkung hilft ein Holunderblütenbad auch gegen unreine Haut. Entzündete Pickel heilen schneller ab und bei regelmäßiger Anwendung klärt sich unreine Haut zusehends.

Nicht nur Holunderblüten, sondern auch die Rinde kann als natürlicher Badezusatz verwendet werden. Die Holunderrinde (zwei Eßlöffel) wird klein gehackt und mit kochendem Wasser übergossen. Lassen Sie die Rinde im Wasserbad zwanzig Minuten ziehen, filtern sie anschließend ab und geben den Sud ins Badewasser.

Wenn Sie mit einem Holunderbad eine anregende Wirkung erzielen möchten, mischen Sie jeweils zwei Schnapsgläschen Holunderblütenessig und Holunderweingeist mit vier Tropfen Rosmarinöl und jeweils zwei Tropfen Zitronenöl und Grapefruitöl. Der Badezusatz

sollte unmittelbar nach seiner Zubereitung verbraucht werden.

Holunder läßt sich übrigens gut zu reizvollen Badezusatz-Mischungen mit anderen Pflanzen kombinieren. Für eine Holunder-Lavendel-Mixtur geben Sie einen Eßlöffel eines öligen Auszuges von Lavendel, einen Eßlöffel Holundersaft, einen Eßlöffel Sahne sowie zwei Tropfen ätherisches Lavendel in ein Gefäß und vermengen die Zutaten. Setzen Sie diese Mischung sofort dem Badewasser zu.

Für ein wohltuendes Fußbad, beispielsweise gegen geschwollene Füße, kochen Sie eine Handvoll frischer Holunderblätter mit einer Prise Salz etwa zehn Minuten in einem halben Liter Wasser. Filtern Sie danach die Blätter ab und mischen diesen Absud unter ein wohltemperiertes Fußbad. Das Fußbad wirkt anregend auf die müden Füße und die Schwellungen gehen zurück.

Haarpflege mit Holunder

Holunder hat eine überaus günstige, weil anregende Wirkung auf die Kopfhaut. Zur Haarpflege werden hauptsächlich Holunderblüten und -blätter verwendet.

Gönnen Sie Ihrem Haar hin und wieder eine Packung, für die Sie eine Mischung aus Holunderblütenöl (10 ml), Olivenöl (10 ml) und Aloe-vera-Öl

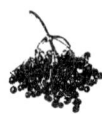

(5 ml) herstellen. Verrühren Sie die Zutaten und massieren die kurz erwärmte Mischung in das zuvor gewaschene und handtuchtrockene Haar. Anschließend werden die Haare mit einem Handtuch umwickelt. Nach einer etwa halbstündigen Einwirkzeit wird die Packung wieder mit Shampoo ausgewaschen.

Andere Packung – gleiche Prozedur: Bereiten Sie mit einem Eßlöffel Holundersaft, einem Eßlöffel Olivenöl, einem Teelöffel Aloe-vera-Öl und einem Teelöffel Sahne eine Mischung, die in das gewaschene und noch nasse Haar einmassiert und nach etwa einer halben Stunde wieder ausgewaschen wird.

Für eine kräftigende Haarkur mit Holunder empfiehlt sich folgendes Rezept: Geben Sie je eine Handvoll frische Holunderblätter, Birkenblätter, Brennnesseln, Walnußblätter und einen Stengel Schöllkraut in einen Topf, übergießen die Zutaten mit fünf Litern kaltem Wasser und erwärmen diese Mischung. Bevor der Aufguß zu kochen beginnt, nehmen Sie die Flüssigkeit vom Herd, lassen diese fünf Minuten ziehen und seihen sie anschließend durch ein feines Sieb. Die Hälfte von diesem Aufguß wird zusammen mit Kernseife zur Haarwäsche verwendet, die andere Hälfte zur abschließenden Spülung.

Schuppen können Sie mit einem Haarwasser aus Holunderblüten zu Leibe rücken. Für die Mixtur benötigen Sie zehn Eßlöffel Holunderblütenaufguß, einen Eßlöffel Eau de Cologne sowie einen Eßlöffel Glycerin.

Geben Sie die Holunderblüten in einen Topf, übergießen sie mit kochendem Wasser und lassen diese Mischung etwa zehn Minuten ziehen. Danach seihen Sie die Flüssigkeit durch ein feines Sieb. Davon geben Sie zehn Eßlöffel in eine Schüssel und vermengen den Aufguß mit dem Eau de Cologne. Fügen Sie unter ständigem Rühren tropfenweise das Glycerin hinzu. Füllen Sie die Mixtur in eine Flasche und verschließen sie gründlich. Das Haar wird wie gewohnt gewaschen. Anschließend wird ein wenig Haarwasser in die Kopfhaut einmassiert.

Wundersame Holunderkraft

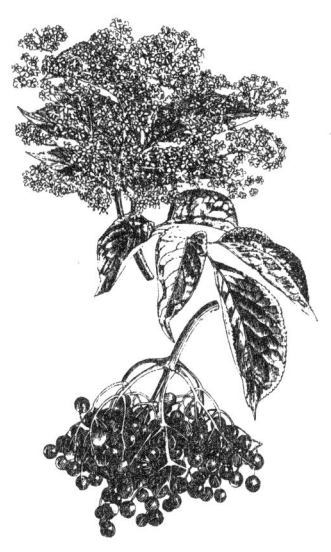

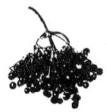

Geschichten und Geschichte des Holunders

Ein Blick in die Archive der Archäologen liefert uns den Beweis, daß Holunder schon beinahe seit Anbeginn der Zivilisation im Bewußtsein und Naturempfinden der Menschheit verwurzelt war. So fand man beispielsweise in Steinzeitsiedlungen in Oberitalien und in der Schweiz Samen von Holunder, der Toten ins Grab gelegt worden war.

Während der Sinn und Zweck dieser Grabbeigabe naturgemäß im dunkeln liegt, lassen jüngere Überlieferungen, so zum Beispiel aus der Antike, keinen Zweifel daran, daß der Nutzwert der Pflanze seit jeher bekannt war und der Mensch sich die mannigfaltige Verwendbarkeit von Holunder dienlich machte.

Schon bei Hippokrates, dem antiken Begründer einer ersten allgemeinen Heilslehre, stößt man auf die heilkräftige Wirkung von Holunder. Er soll vor allem die Früchte der Pflanzen geschätzt haben. Etwa im Jahre 19 n. Chr. war es der Römer Plinius, der ein Rezept entwickelte, das auf Holunderblättern und -wurzeln basierte und zur Kurierung der sogenannten Wassersucht dienen sollte. Albertus Magnus soll im 13. Jahrhundert die Beobachtung gemacht haben, daß die innere Rinde, von oben nach unten geschabt, abführende Wirkung habe, dagegen von unten nach oben geschält ein brechreizanregendes Mittel sei. Diese Theorie war nicht nur in Mitteleuropa

bekannt – ähnliche Rezepte werden aus Rumänien, Sibirien und von verschiedenen Indianerstämmen Nordamerikas überliefert.

Ein sehr prominentes Beispiel ist auch die heilige Hildegard von Bingen. Die legendäre Klosterfrau und Heilskundige, deren Lehren derzeit in aller Munde sind, erkannte den Holunder als schweißtreibendes Mittel und verordnete seinen Sud vor allem gegen Erkältungskrankheiten.

Verweilen wir noch einen Moment im gemeinhin als „finster" bezeichneten Mittelalter. Mag damals auch der Aberglaube manch seltsame Blüte getrieben haben – mehr davon auf den folgenden Seiten – so wußte die Landbevölkerung doch sehr genau, welche Möglichkeiten im Holunder steckten. Holunderblütenwasser leistete – Überlieferungen zufolge – bei Leber- und Milzleiden, bei der Behandlung von Gelbsucht und der Wassersucht gute Dienste und das Holundermus galt als blutreinigend. Ein sehr relevanter Aspekt jener Tage ist auch die Verwendung verschiedener Pflanzenteile bei der Behandlung erkrankter Tiere. Auf diese nämlich wurde seinerzeit beinahe ebenso viel Aufmerksamkeit und Sorgfalt konzentriert, wie auf die Heilung des erkrankten Menschen. Kein Wunder – konnten Kühe, Schafe und Hühner doch ganze Dörfer und Familien am Leben erhalten. So wurde Holunderabsud gegen Flechten und Maden eingesetzt. Um Hühner zum Legen zu animieren, wurden reife Holunderbee-

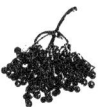

ren unters Futter gestreut und zur Bekämpfung von Maulwürfen steckte man Holunderzweige in die Erde.

Eher in den Bereich „Aberglaube" fällt der Brauch, einer Kuh einen Holunderzweig ins Maul zu stecken, wenn sie sogenannte „Völle" hatte: Der veterinärmedizinische Nutzen kann hierbei beim besten Willen nicht bewiesen werden.

Blättern wir ein bißchen weiter im Geschichtsbuch, so stoßen wir fast unvermeidlich auf den großen deutschen „Wasserdoktor" Sebastian Kneipp, der in Bad Wörishofen zu Weltruhm gelangte. Dieser Vorbote, besser gesagt „Wiederentdecker" der Naturmedizin im 19. Jahrhundert verließ sich, weitverbreiteten Irrtümern zum Trotz, keinesfalls ausschließlich auf Wasser als heilendes Element, sondern griff gerne und oft auch zu diversen Heilpflanzen. Er schätzte den Holunder ob seiner abführenden Wirkung, verordnete ihn gegen Fettleibigkeit und Wassersucht und verschiedene Hautkrankheiten.

Ein amüsanter, und manch einer mag sagen „typisch britischer" Aspekt unserer kleinen Zeitreise führt uns nach London. Im England des 19. Jahrhunderts nämlich genoß der Holunder ein Ansehen, das weltweit seinesgleichen sucht. Durch Erlaß des Königshauses wurde dort im Jahre 1399 eine hochoffizielle „Gesellschaft der Holundersammler" gegründet, deren vornehmste Aufgabe es war, die Qualität des angebotenen Holunderweins zu überprüfen. Vergleich-

bar mit dem „Reinheitsgebot für bayerisches Bier" sollte damit gewährleistet werden, daß dieses favorisierte Wintergetränk der Londoner nicht durch die Beimischung anderer Beeren oder Früchte „verpanscht" wurde. Um die Bedeutung dieser Gesellschaft klarzumachen, sei hier eine Zahl angefügt: Laut der heute noch einsehbaren Grundbucheintragungen aus jener Zeit, gehörten der Gesellschaft in der Gegend des mittelalterlichen Londons rund 300 Quadratkilometer große Ländereien, auf denen ausschließlich Holunder angebaut wurde.

Eine geradezu dramatische Überlieferung zum Thema Holunder ist in den Chroniken des Klosters Reutberg in Oberbayern nachzulesen. Dort hatten die Nonnen im Kriegsjahr 1944 ein vergiftetes Pilzgericht eingenommen und versuchten angesichts der quälenden Schmerzen vergeblich einen Arzt zu erreichen. Eine der wenigen noch handlungsfähigen Schwestern bereitete auf Geheiß der Mutter Oberin schließlich frisches Holundermus – die Einnahme desselben schwemmte das Gift erfolgreich aus den Körpern.

143

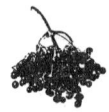

Volksmedizin und Aberglaube: Der Holunder als Segensstifter

Gern verwischt sich beim Holunderstrauch die Grenze zwischen Volksmedizin und Aberglaube: In früherer Zeit suchten die Menschen bei Krankheit den Holunderbusch auf, sprachen zu ihm, berührten seinen Stamm oder bohrten Löcher in das Holz, in die sie Bittzettel für ihre Gesundheit und Genesung hineinsteckten. Gichtleidende sollen sich vor den Strauch gestellt und den Spruch aufgesagt haben: „Holler, ich rüttl und schüttl in dich mein vielerlei Gicht." Nicht selten schleppte man sich bei hohem Fieber mit dem sogenannten Fiebersegen zum Holunderstrauch: „Guten Morgen, schöner Holunderstengel, ich komm zu dir, nimm du die 77 Fieber mit dir". Der Mensch des 20. Jahrhunderts mag dies mit Kopfschütteln und Worten wie „Humbug" oder „Aberglaube" abtun – für unsere Vorfahren aber war der Holunder gewissermaßen eine „lebendige Hausapotheke", aus der sie sich das ganze Jahr über bedienen konnten. In allen seinen Teilen diente er den Menschen: Seine Beeren wurden zu Mus verarbeitet, Rinde, Wurzeln und Blüten halfen gegen diverse Leiden. Diese ergiebige Quelle natürlicher Heilkraft bereicherte uns über die Jahrhunderte mit immer neuen Erfahrungen, die sich in mannigfaltigen Rezepten und Anwendungen manifestierten. Selbst Liebesschwüre und Hochzeitsversprechen, die unter dem Holunderzweig gegeben wurden, sollten ewig halten.

Stark im Wuchs, robust gegen Widrigkeiten der Umwelt und seine heilende Kraft – das sind Eigenschaften eines Strauches, der Jahrtausende hindurch Objekt der Verehrung war. Besonders um den Schwarzen Holunder rankt sich seit Urzeiten ein reicher Fundus an Sagen, Legenden und Geheimnissen. Germanen und Kelten verehrten den wundersamen Strauch als heiligen Baum. Als Hüter über Haus und Hof sollte er Dämonen, Blitz und Unwetter sowie, vor den Stall gepflanzt, Schaden vom Vieh abwenden. Ein jeweils am Ortseingang wie auch am Ortsausgang gepflanzter Holunderstrauch sollte demnach die bösen Geister und damit Schaden vom Dorf fernhalten. Alter Glaube nährte dereinst die Vorstellung, der Holunder sei von Elfen und anderen Naturgeistern bewohnt, weshalb man sich beim Vorbeigehen stets verneigen und den Hut ziehen sollte. Ehrfurcht und Achtung, die man diesem wundertätigen Strauch entgegenbrachte, erklären auch, warum man einen Holunderstrauch keinesfalls beschädigen oder fällen durfte, ohne Krankheit oder Unglück auf sich zu ziehen.

Auch durchaus romantische Elemente enthält der Sagenschatz um den berühmten Strauch. Die „Bank unter dem Holunderbusch" galt als idealer Ort für ein Stelldichein von Verliebten – wenngleich hierbei auch zu berücksichtigen

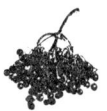

ist, daß dies durchaus sehr prosaische Gründe gehabt haben könnte. Wer läßt sich schon gerne beim Küssen durch lästiges Fliegengesumm stören und der Geruch der Holunderblüten hält lästige Insekten erfahrungsgemäß recht wirksam fern.

Im Volksmund auch „Herrgotts-Apotheke" genannt, wird beispielsweise den am Johannistag (24. Juni) gesammelten Holunderblüten eine wundersame Heilkraft nachgesagt. Da der Holunder zur Zeit der Sommersonnwende (Johannistag) in voller Blüte steht, erscheint er besonders im Heilkult dieser Jahreszeit: „Gegen Halsleiden und überhaupt gegen Krankheiten sind die Holunderblüten am wirksamsten, wenn sie an Johanni mittags um zwölf Uhr beziehungsweise vor Sonnenaufgang gepflückt werden."

Im leicht verwirrenden Dickicht der Sagengestalten und Götter hat der Holunderstrauch eine besonders wichtige Bedeutung: Abzuleiten vom altdeutschen „holuntar", deutet dieser Ausdruck auf den „Baum der Holla" – als solcher beherbergt er den guten Geist des Hauses. Auch gilt er als Sitz der Hausgöttin Freya, deren Schutz der Busch anvertraut ist. Nicht von Menschenhand sollte er gezogen werden, sondern die Göttin selbst wählt den Standort des Holunders. Freya oder Holla tauchen in der Welt der Sagen auch unter dem Namen „Frau Holle" auf, die den Geschichten zufolge ihren Wohnsitz in einem Holunderstrauch haben soll. Die schützende und heilende „Mütter-

lichkeit" dieser Pflanze erhält in dieser Märchenfigur Gestalt. Frau Holle herrscht über drei Reiche: als Totengöttin in der Unterwelt, als emsige und gutmütige, die guten Menschen behütende Gestalt auf der Erde ebenso wie – und das dürfte wohl das vertrauteste Bild sein – als Schneekönigin in der Oberwelt.

Der sich um den Holunder rankende Aberglauben ist übrigens kein rein deutsches Phänomen. Im Frankreich des 13. Jahrhunderts sollen Mütter ihre Kinder zum Holunderbusch getragen haben, um dem Nachwuchs dort Geschichten zu erzählen und durch den Duft der Blüten die Lebenskraft des Kindes zu stärken. In Schweden wurde Milch über die Holunderblüten geschüttet, um die Hausgeister zu besänftigen und nach dänischen Überlieferungen frönten „fleißige Zwerge" dem Müßiggang ausschließlich unter den Holunderzweigen.

Wie so viele „unschuldige" Dinge oder Worte, wurde leider auch der Holunder während der Zeit der Hexenhysterie „mißbraucht". Die Pflanze könne Hexen erkennen, hieß es, wobei leider nicht mehr exakt zu ermitteln war, wie dies vonstatten gehen sollte. Außerdem dienten die Zweige als „Schutz vor Hexen und Zauberern" – vergleichbar mit dem Aberglauben, der sich um Vampire und deren wundersame Abneigung gegen Knoblauch rankt. Andererseits jedoch – und dies ist ein Widerspruch in sich – war man im England des frühen

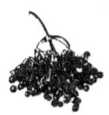

Mittelalters der festen Überzeugung, daß der Holunder der Lieblingsbaum von Hexen sei, die dort inmitten seiner wuchernden Zweige hausten und Ahnungslose ins Verderben lockten. Daß sich dieses Vorurteil auf der Insel einige Jahrhunderte später ins Gegenteil verkehrte und um den Holunder ein regelrechter Kult gestrickt wurde, wurde bereits ausführlich beschrieben.

Viele Märchenerzähler strickten wundersame Geschichten um Frau Holle und ihre Verbindung zum Holunder. Auch Hans Christian Andersen, ein bei Jung und Alt bekannter Autor, widmete dem „Fliedermütterchen" ein Märchen. Es handelt von einem kranken Jungen, der durch die heilende Kraft des Holunder wieder gesund wird. Andersen ließ vor den Augen des kranken Jungen ein Märchen aus einer Teekanne schlüpfen. Die Phantasie des Lesers beflügelnd, treiben die weißen Blüten des Holunder nach allen Seiten aus – der Holunder wächst in Windeseile zu einem stattlichen Strauch heran, in dessen Mitte eine alte Dame mit freundlichem Lächeln sitzt. Sie trägt ein grünes Kleid, das mit duftenden weißen Holunderblüten besetzt ist.

Diese Gestalt, Mutter Holunder genannt, verwandelt sich schließlich in ein kleines Mädchen, das den kranken Jungen einlädt, mit ihm eine Reise in seine Phantasiewelt durch Landschaften und durch den Jahreslauf zu unternehmen. Reich an Symbolik und schönen Gedankenbildern, wird in diesem Märchen die „Erinnerung" auch in diesem kleinen Mädchen Gestalt. Doch im Holunderstrauch wurzelt auch ein anderer, finsterer Aspekt: Der Schwarze Holunder mit seinen knochigen Ästen und seinen tiefschwarzen Früchten mag dereinst als Sinnbild des Todes gegolten haben. Die Verwandtschaft zu Hel, einer elementaren Gestalt der nordischen Götterwelt, scheint hierbei nicht zufällig. Im Unterschied zu Holla, dem Sinnbild des Lebens, begegnet uns Hel jedoch als finstere Todesgöttin.

Überlieferungen zufolge begleitete Holunder den Menschen über seinen Tod hinaus: als Grabbeigabe in Form eines Kreuzes aus Holunderholz. Die Friesen bestatteten ihre Toten unter dem Holunder. In Tirol wurde bei Begräbnissen dem Sarg ein Holunderkreuz vorangetragen, das dann auf das Grab gesteckt wurde. Wurde es wieder grün, war der Tote selig. Krankheiten wurden unter dem Holunderstrauch symbolisch begraben oder an seinen Stamm gebunden. Bei Gesundheit und Genesung überbrachte man dem Holunderstrauch Dankesgaben wie Milch, Bier oder Brot.

Eine der makabersten, aber auch anrührendsten Legenden, die sich um den Holunder ranken, erreicht uns aus dem Rußland der Christianisierung: Dort wurde erzählt, die Heilige Barbara sei als Märtyrerin gestorben, indem man sie an einem Holunderbaum erhängt habe – erst seit diesem Tage trage der Baum Früchte. Überhaupt haben sich christliche Mythen häufig mit der Pflanze be-

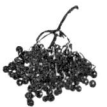

faßt. Jesus, so ist nachzulesen, sei auf dem Kreuzweg mit Holunderzweigen geschlagen worden und deshalb sei die Rinde so rissig „wie die Haut unseres geschundenen Herrn". In Rumänien und Siebenbürgen jedoch galten Strauch und Baum sogar als „Teufelswerk".

Auch in der Landwirtschaft kam dem Holunder einige Bedeutung zu, wobei in Sachen Verwendbarkeit allerdings meist der Wunsch der Vater des Gedankens war. Auf die tiermedizinischen Aspekte ist bereits eingangs eingegangen worden, doch auch bei Fragen des pflanzlichen Wachstums schwörte man auf dem Land auf verschiedene Bauernregeln, wie die folgenden Beispiele demonstrieren:

Wenn der Holler langsam verblüht,
die Ernte sich lang hinzieht.

Wie der Holunder blüht,
Rebe auch und Lieb' erglüht;
blühen beide im Vollmondschein,
gibt's viel Glück und guten Wein.

Wie der Hollerbusch blüht,
so blühen auch die Reben.

Solange der Holunderbaum nicht
ausschlägt,
ist noch Frost zu befürchten.

Holunder spielte darüber hinaus auch bei der Pflege der Aussaat eine wichtige Rolle: Um lästige Sperlinge zu vertreiben, streute man Sand, den man unter einem Holunderstrauch ausgegraben hatte, in die Saat. In manchen Gegenden wurden neue Bienenkörbe mit Holunderlaub ausgerieben, um den frischen Holzgeruch zu entfernen. Dauerhaft gegen den Holzwurm geschützt sollen Möbel und andere Gegenstände aus demjenigen Holz sein, das mit Holunderblättern gewaschen und behandelt wurde. Es heißt auch, mit Holunderblättern abgeriebene Gegenstände aus Metall rosten nie.

Zu guter Letzt – und damit wollen wir das Kapitel „Aberglauben" abschließen – noch drei wirklich herzerwärmende Legenden. So soll nach einer badischen Sage Maria die Windeln des Jesuskindes an einem Holunderbaum zum Trocknen ausgehängt haben und darauf sei seine enorme Heilkraft zurückzuführen. Um den Wallfahrtsort Maria Thalheim hat sich die Legende überliefert, daß auf dem Berg zwischen Frauenberg und Steinkirchen dereinst ein Marienbild zwischen zwei Ästen einer Holunderstaude aufgestellt war „als Gegenstand der Volksverehrung unter freiem Himmel". Einmal wurde das Bild von seinem angestammten Platz zur Kapelle auf dem nahen Frauenberg verlegt. Bereits im nächsten Jahr sei das Bild von dort verschwunden und an seinem alten Platz auf dem Holunderbaum wieder aufgetaucht. Mehrere Male habe man es versucht, das Bild auf den Frauenberg zu bringen, doch „immer wieder erschien es am alten Orte, wo dann schließlich das jetzige Kirchlein gebaut wurde". Im übrigen soll der betreffende Holunderbaum

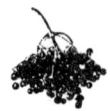

bis zur Stunde keine Blüten, jedoch Früchte, aber nur grüne Beeren tragen.

Einem anderen überlieferten Volksgut zufolge lieferten die „Wassergeschosse" eines Holunderbaumes, der unter einem alten Weidenbaum gewachsen ist, ein wunderbares Amulett gegen Krankheit. Neun daraus geschnittene Scheiblein werden in einem kleinen Säcklein aufbewahrt und so um den Hals gelegt, daß das Säcklein die Magengegend des Kranken berührt und so lange getragen wird, bis dieses von selbst abbricht. Erst dann sei der Kranke geheilt. Sie sehen an diesen Beispielen bereits – der Phantasie waren bezüglich des Holunders offensichtlich zu keiner Zeit Grenzen gesetzt.

Literaturhinweise

Helm, Eve Marie: *Feld- Wald- und Wiesenkochbuch: Erkennen, Sammeln, Zubereiten und Einkochen von Wildgemüsen und Wildfrüchten.* Heimeran, München 1978.

Höfler, Max: *Volksmedizinische Botanik der Germanen.* Ludwig, Wien 1908.

Höfler, Max: *Wald- und Baumkult in Beziehung zur Volksmedicin Oberbayerns.* Stahl, München 1892.

Kneipps Hausapotheke: Kräuter, Tees, Tinkturen, Öle und Pulver aus des Herrgotts Garten. Mit einem Lebensbild Kneipps von Peter F. Kopp. Oesch, Zürich 1997.

Kneipp, Sebastian: *Meine Wasserkur.* Kösel, Kempten 1894.

Pahlow, Mannfried: *Heilpflanzen – meine besten Rezepte.* Gräfe und Unzer, München 1996.

Pahlow, Mannfried: *Das große Buch der Heilpflanzen.* Gräfe und Unzer, München 1993.

Poletti, Aldo, Schilcher, Heinz Prof. Dr., Müller Alfred Dr.: *Heilkräftige Heilpflanzen: Erkennen, Sammeln, Anwenden.* Hädecke, Weil der Stadt 1990.

Schmidt, Joachim: *Holunderanbau.* Stocker, Graz, Stuttgart 1987.

Schulmeyer-Torres, Doris: *Bauerngärten.* Logos, Saarbrücken 1994.

Wölfle, Hans: *Vergessene alte und erprobte neue Heilkuren und Hausmittel.* Kronring, Karlsruhe o.J.

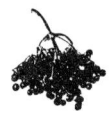

Stichwort- und Rezeptregister

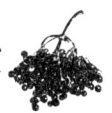

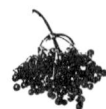